名医话健康系列　　　　　　　　　　全国27位名院名医联手打造

名医教你
足部对症从跟治

赵　鹏　　郑书敏　主编

健康养生堂编委会　编著

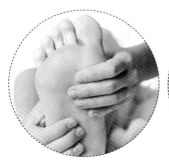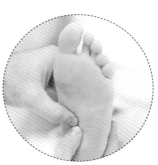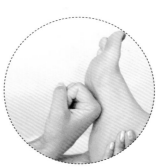

江苏科学技术出版社　　凤凰含章

健康养生堂编委会成员

（排名不分先后）

陈飞松 中国中医科学院研究员，北京亚健康防治协会会长、教授

臧春逸 首都医科大学教授，北京市妇产医院主任医师

李海涛 南京中医药大学教授、博士研究生导师

孙树侠 中国保健协会食物营养与安全专业委员会会长、主任医师

赵　鹏 国家体育总局科研所康复中心研究员

于雅婷 北京亚健康防治协会驻国家举重队中医调控专家、主任医师

于　松 首都医科大学教授，北京市妇产医院产科主任、主任医师

刘　红 首都医科大学教授、主任医师，国医大师贺普仁亲传弟子

韩　萍 北京小汤山疗养院副院长，国家卫计委保健局健康教育专家

成泽东 辽宁中医药大学教授，医学博士，辽宁省针灸学会副会长

谭兴贵 世界中医药联合会药膳食疗研究专业委员会会长、教授

盖国忠 中国中医科学院中医临床基础医学研究所教授

尚云青 云南中医学院中药学院副院长、副教授

杨　玲 云南省玉溪市中医医院院长、主任医师

陈德兴 上海中医药大学教授、博士研究生导师

温玉波 贵州省兴仁县中医院院长、副主任医师

秦雪屏 云南省玉溪市中医医院副院长、主任医师

林本荣 南京军区南京总医院汤山疗养区副院长、主任医师

邓　沂 国家中医药管理局科普巡讲团成员，安徽中医药高等专科学校教授

曹　军 云南省玉溪市中医医院高级营养师

穆志明 山西省药膳养生学会主任医师

郑书敏 国家举重队队医、主治医师

聂　宏 黑龙江中医药大学临床医学院副教授

朱如彬 云南省大理州中医医院主治医师

孙　平 吉林省长春市宽城区中医院副主任医师

张卫红 内蒙古通辽市传染病医院住院医师

宋洪敏 贵州省兴仁县中医院住院医师

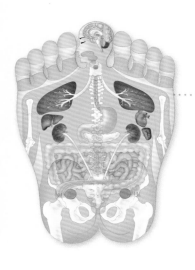

俗话说："人有脚，犹如树有根，树枯根先竭，人老脚先衰。"人的双足在人的一生中起着非常重要的作用，足部集中了与人体各脏腑相关的众多经络、穴位以及反射区，通过对足部的按摩刺激，可以起到调理脏腑、疏经活血、调节机体功能、增强免疫力以及预防和治疗某些疾病的作用。

足疗起源于中国古代，《帝王世纪》中就有关于"伏羲制九针以疗疾"的记载，《黄帝内经》中也有关于足疗的相关描述，书中记载的许多方法在临床上被沿用至今，并取得了很好的疗效。宋代文豪苏东坡对养生颇有研究，对坚持摩擦足底涌泉穴对身体的益处曾大加赞赏，称："其效不甚觉，但积累至百余日，功用不可量……若信而行之，必有大益。"在科技日新月异和生产力逐渐发展的今天，人们的养生方式正经历着一场巨变，传统中医保健成为大势所趋。足疗作为中医保健的一种，集检查、治疗和保健为一体，无论是防病、治病、保健还是美容美体，它都发挥着不可替代的作用。这个古老而充满活力的保健方法受到越来越多人的喜爱，其神奇的魅力更让人们难以抵挡。

今天，足疗已走进人们的日常生活，几乎普及到了每个家庭，成为一种深受大众喜爱的保健方法。那么到底什么是足疗？它与健康养生有什么关系？我们在家中如何进行足疗？书中对于这些疑问都作了详实的解答。

本书共分八章。第一章运用通俗易懂的语言，深入浅出地介绍了足疗的基本常识和理论基础；第二章配合大量的足部穴位图和反射区图，具体细致地展示了足部的穴位和反射区的位置分布；第三章到第八章系统地介绍了治疗呼吸系统、循环系统、消化系统、泌尿生殖系统、神经系统、外科、皮肤科、五官科以及妇产科等各类疾病的足疗方法。书中对每一种疾病的症状概述、按摩取穴、按摩流程等方面都作了详尽的介绍。

　　另外，为方便读者更准确、快捷地了解并掌握对症足疗的手法，本书特别配用了详细完整的足部穴位图、足部反射区图及真人示范按摩步骤的照片图解。并且介绍了大量的传统中医足浴配方，为读者提供更加全面的足疗方案。

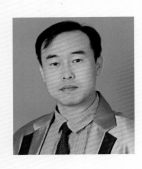

赵　鹏
国家体育总局科研所康复中心研究员
国家举重队奥运会科研负责人
医学硕士、生物学博士、训练学博士后
荣获"2008年北京奥运会突出贡献个人"、"十一五中国健康管理十大新闻人物"等称号

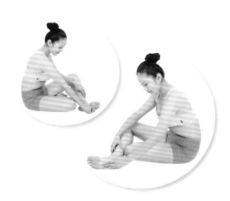

Chapter 1 足疗保健常识

Chapter 2 足部穴位与反射区

呼吸系统与循环系统疾病足疗法

Chapter **3**

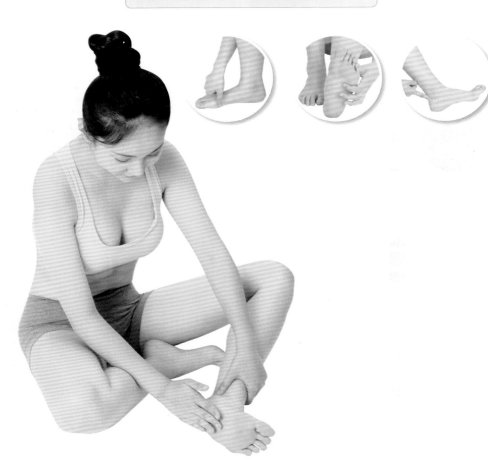

Chapter 4 消化系统疾病足疗法

Chapter 5 泌尿生殖系统与神经系统疾病足疗法

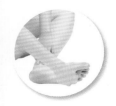
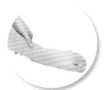
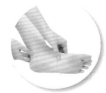

Chapter 8 妇产科疾病足疗法

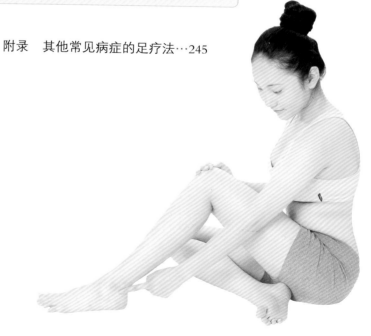

阅读导航

我们在本书中特别设计了阅读导航这个单元，对内文中各个部分的功能以及特点逐一作出说明。衷心希望可以为您在阅读本书时提供最大的帮助。

1 基础知识

关于对治疾病最基本的知识，都浓缩在短短的一小节之内，使您快速掌握想要学习的内容。

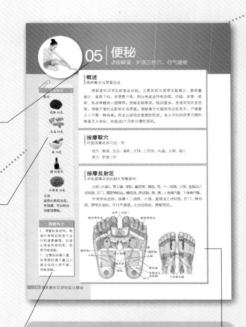

序号与标题

清晰地标示出本小节在全书中的位置，以及为您提示本小节的主要内容。

足浴配方推荐

展示出本节病症对症足浴疗法的组方和使用方法，并且对各种中药进行配图。

健康贴士

展示出患者在日常生活中的注意事项，以及预防疾病的方法。

浓缩内文

通过各版块内容的阐述，让您快速掌握对治疾病的来龙去脉，以及对症按摩的穴位和反射区。

2 真人照片图解

通过真人照片图解展示，可以更加清楚直观地认识足疗的穴位和反射区。

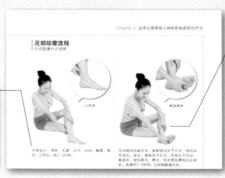

真人照片图解

每个穴位都配以真人照片图解，直观展示出穴位和反射区的位置。

文字说明

简洁、明了地说明穴位和反射区的所在位置和适用病症。

3 治疗方法

以图片和文字相结合的形式，实用而方便地展示出对症足部按摩的流程、步骤等信息。

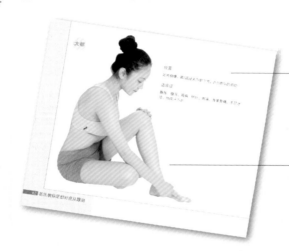

文字叙述

在真人图解的基础上加以文字说明，详细地介绍足部按摩的步骤。

对症按摩流程

用真人照片展示足部按摩的步骤和流程，便于读者实际操作。

4 特别放送

本书在介绍针对各种疾病足部按摩方法的同时，在每章后以插页的形式介绍各类食材的主要性味、功效等，以作为足部按摩疗法的辅助治疗，图文并茂以飨读者。

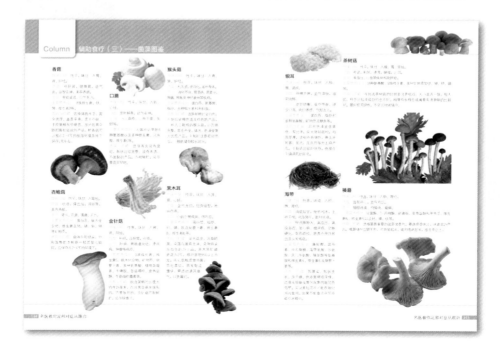

足部反射区速查图解

人体各器官和部位在足部都有着相对应的反射区，可以反映相应器官部位的生理、病理信息，这就是所谓的"足部反射区"。通过足部按摩刺激这些反射区，可以调节人体各部分的功能，达到防病治病、自我保健的效果。下图为足部反射区位置的图解，对于足部按摩实操、提高疗效都有着重要的意义。

◯ 足内侧反射区

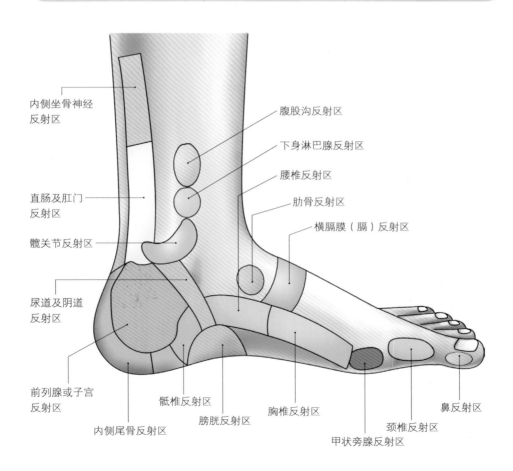

内侧坐骨神经反射区

腹股沟反射区

下身淋巴腺反射区

腰椎反射区

直肠及肛门反射区

肋骨反射区

横膈膜（膈）反射区

髋关节反射区

尿道及阴道反射区

前列腺或子宫反射区

骶椎反射区

膀胱反射区

胸椎反射区

鼻反射区

内侧尾骨反射区

颈椎反射区

甲状旁腺反射区

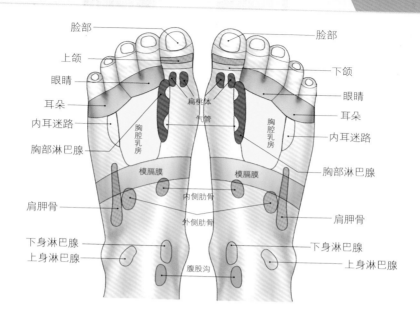

脸部　上颌　眼睛　耳朵　内耳迷路　胸部淋巴腺　肩胛骨　下身淋巴腺　上身淋巴腺

脸部　下颌　眼睛　耳朵　内耳迷路　胸部淋巴腺　肩胛骨　下身淋巴腺　上身淋巴腺

扁桃体　气管　胸腔乳房　模膈膜　内侧肋骨　外侧肋骨　腹股沟

胸腔乳房　模膈膜

脚底反射区

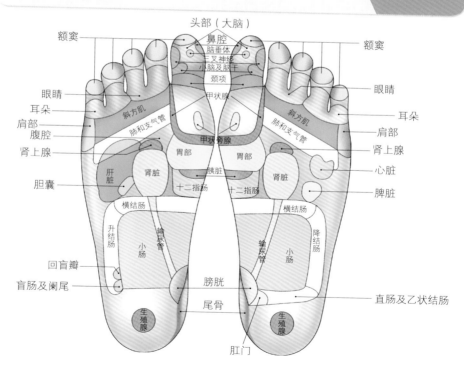

头部（大脑）

额窦　眼睛　耳朵　肩部　腹腔　肾上腺　胆囊　回盲瓣　盲肠及阑尾

额窦　眼睛　耳朵　肩部　肾上腺　心脏　脾脏　直肠及乙状结肠

鼻腔　脑垂体　三叉神经　小脑及脑干　颈项　甲状腺　斜方肌　肺和支气管　甲状旁腺　胃部　胰脏　十二指肠　横结肠　升结肠　输尿管　小肠　膀胱　尾骨　生殖腺　肛门

斜方肌　肺和支气管　胃部　肾脏　十二指肠　横结肠　降结肠　输尿管　小肠

肝脏　肾脏

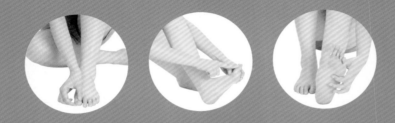

足部养生16大特效穴

　　人体解剖学表明，足部的血管和神经比身体其他部位要多，足部无数的神经末梢与头、手、身体内部各组织器官都有着特殊的联系。所以，对足部加以手法按摩，可以对许多疾病起到治疗作用，尤其是足部的16个特效穴位。只要找准穴位，用对方法，每日坚持按摩，就能轻轻松松地治病祛疾。

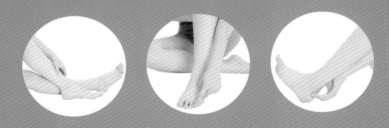

　　有时候，人的身体会出现一些不明原因的病痛，如明明没有蛀牙，牙齿却非常痛，还会伴有心烦、眉棱骨痛、眼睛布满红丝、面色泛灰、面目水肿的症状。如出现以上症状，请赶紧按摩你的解溪穴。

　　《针灸甲乙经》曰："白膜覆珠，瞳子无所见；风水面肿，颜黑。解溪主之。"《千金方》云："腹大下重；厥气上柱腹大；膝重脚转筋，湿痹。"《类经图翼》曰："泻胃热。"因此，按摩解溪穴，不但能使上述症状得到改善，还能起到很好的保健调理效果。

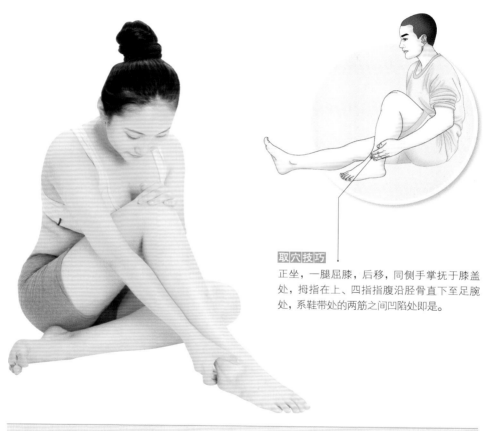

取穴技巧

正坐，一腿屈膝，后移，同侧手掌抚于膝盖处，拇指在上、四指指腹沿胫骨直下至足腕处，系鞋带处的两筋之间凹陷处即是。

关于本穴	
位置	位于足背踝关节横纹中央凹陷处，当拇长伸肌腱与趾长伸肌腱之间
释名	解，散的意思；溪，地面流行的经水。"解溪"的意思就是指胃经的地部经水由本穴解散并流溢四方。此穴物质是丰隆穴传来的地部经水，经水流于本穴后，因为此处穴位的通行渠道狭小，地部经水因满溢而流散经外，所以名为"解溪"
按摩要点	用中指的指腹向内用力按压穴位。每日早晚，左右穴各按压一次，每次1～3分钟

内庭穴，本属足阳明胃经，能治四肢厥冷、喜静恶闻声、瘾疹所致的咽喉疼痛等症。因此，如果出现手脚冰冷、气血不畅、心烦意乱，或者喜欢静坐，厌恶嘈杂的人声及环境等情况，应赶快按摩内庭穴，这样会起到立竿见影的效果。

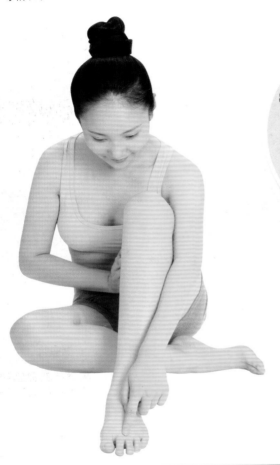

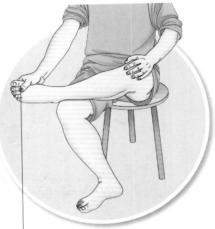

取穴技巧

正坐垂足，把一脚抬起，置于另一腿上，另一侧手的四指摊开托住脚底，拇指在脚背，指腹置于第2、3趾间，脚缝尽处的凹陷中即是。

关于本穴	
位置	位于足背第2、3趾间，趾蹼缘后方赤白肉际处
释名	内，指深处；庭，指居处；闭门独处，不闻人声，名曰"内庭"。因而此处穴位对喜静卧、恶闻声等病症具有很好的疗效。其次，因为这个穴位治疗的病症，几乎不在穴位近处，而是多在头、脑、腹、心等部位，它的主要作用与人体内部组织有关，门内称庭，所以名为"内庭"
按摩要点	对侧手的四指托住脚掌底部，弯曲拇指，以指尖下压揉按内庭穴，有胀痛的感觉。每日早晚各揉按一次，两侧穴位先左后右，每次1~3分钟

有时我们会出现失眠多梦，难以入睡的症状，导致白天全身疲乏，四肢无力，始终打不起精神来，而且总想睡觉。那么，遇到这种情况该怎么办呢？

《千金方》云："头热，龋齿，喉痹，硬咽寒热，面浮肿，嗜卧，四肢不欲动摇，吐舌戾颈。"《针灸大成》云："疮疡从髭出者，厉兑、内庭、陷谷、冲阳、解溪"，"尸厥如死及不知人，灸厉兑三壮"。因此，如果出现以上症状，只要坚持按压厉兑穴，白天困乏、晚上入睡困难的情况就能得到改善。

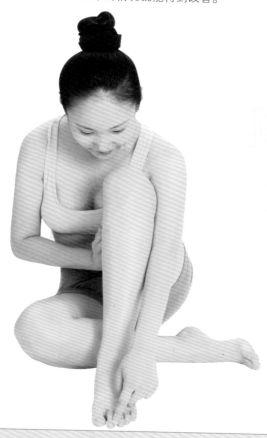

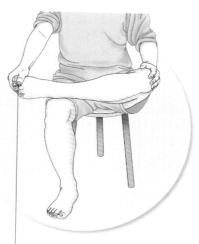

取穴技巧

正坐垂足，把一脚抬起，置于另一腿上，另一侧用手四托于脚底，拇指在脚背。弯曲拇指，指甲所在第2趾外侧趾甲角处即是。

关于本穴	
位置	位于足第2趾外侧趾甲角边缘，近第3趾2毫米处
释名	厉即危、病的意思；兑为口的意思。中医里，把胃称为水谷之海，我们的身体接受食物必须要使用口。此处穴位主要治疗口噤不能食、口歪，以及胃肠等方面的疾病，所以名叫"厉兑"
按摩要点	拇指弯曲，以指甲垂直掐按穴位处，有刺痛感为佳。每日早晚各掐按一次，两侧穴位先左后右，每次1~3分钟

公孙穴

和胃止泻·消肿止痛

《史记·五帝本纪》中记载："黄帝者，少典之子，姓公孙，名曰轩辕。"公孙即黄帝，位居中央，统治四方，犹如人体中的公孙穴，总督脾经和冲脉，统领全身。公孙穴最直接、最明显的效果体现在人体的胸腹部，所以人体胸腹部出现病变，如腹胀、腹痛、心痛、胃痛、胸痛等，都可以通过按压公孙穴得到缓解。经常按摩公孙穴，还可以起到养生保健的效果。此外，像婴儿初生、胎毒未尽，或者断乳时脾胃无法适应新的食物，而出现排绿色粪便或者腹泻、便秘等症状时，也可以通过按压公孙穴，以使症状得到缓解。

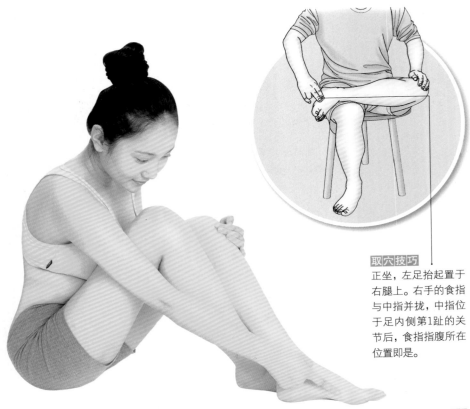

取穴技巧

正坐，左足抬起置于右腿上。右手的食指与中指并拢，中指位于足内侧第1趾的关节后，食指指腹所在位置即是。

	关于本穴
位置	位于足内侧缘，当第1跖骨基底部的前下方
释名	公孙，即公之辈与孙之辈，指此处穴位内的气血物质与脾土之间的关系密切。此穴位于人体的足部，冲脉气血出公孙穴后会快速气化。此穴物质为天部水湿风气，并横向输散至脾、胃二经，有联络脾、胃二经各部气血的作用
按摩要点	以拇指指尖垂直揉按穴位，有酸、麻、痛的感觉。每日早晚，左右穴各揉按一次，每次揉按1～3分钟

昆仑穴是足太阳膀胱经的穴位，能够舒筋化湿、强肾健腰。古代医书《医宗金鉴》中记载："足腿红肿（昆仑）主，兼治齿痛亦能安。"《肘后歌》中也记载道："脚膝经年痛不休，内外踝边用意求，穴号（昆仑）并吕细。"由此可见，这个穴位能够疏通经络、消肿止痛，对腿足红肿、脚腕疼痛、脚踝疼痛等症具有很好的治疗效果。

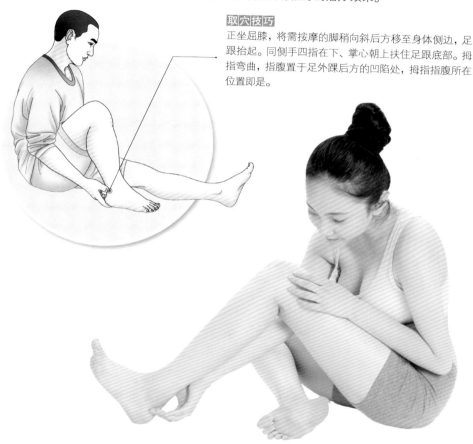

取穴技巧

正坐屈膝，将需按摩的脚稍向斜后方移至身体侧边，足跟抬起。同侧手四指在下、掌心朝上扶住足跟底部。拇指弯曲，指腹置于足外踝后方的凹陷处，拇指指腹所在位置即是。

关于本穴

位置	位于足外踝后方，跟骨上0.5寸凹陷处
释名	昆仑，即广漠无垠的意思，指膀胱经的水湿之气在这里吸热上行。本穴物质为膀胱经经水的汽化之气，性寒湿，因足少阳、足阳明二经的外散之热的作用，寒湿水气吸热后也上行并充斥于天部。穴中各个层次都有气血物质存在，就像广漠无垠的状态一样，所以名"昆仑"
按摩要点	拇指弯曲，以指节从上往下轻轻刮按穴位，有非常疼痛的感觉。每日早晚，两侧穴位先左后右各刮按一次，每次各刮按1～3分钟

申脉穴

活血通络·宁神止痛

古代医书《医宗金鉴》记载："腰背脊强足踝风，恶风自汗或头痛，手足麻挛臂间冷，雷头赤目眉棱痛，吹乳耳聋鼻出血，癫口肢节苦烦疼，遍身肿满汗淋漓，申脉先针有奇功。"这里说的便是申脉穴的作用和功效。在人体的穴位中，申脉穴是一个非常有用的穴位，对足踝红肿、手足麻木、乳房红肿、头汗淋漓等症，都有很好的疗效。

取穴技巧
正坐屈膝，将需按摩的脚稍向斜后方移至身体侧边，足跟抬起。同侧手四指在下、掌心朝上扶住足跟底部。拇指弯曲，指腹置于足外踝直下方的凹陷处，拇指指腹所在位置即是。

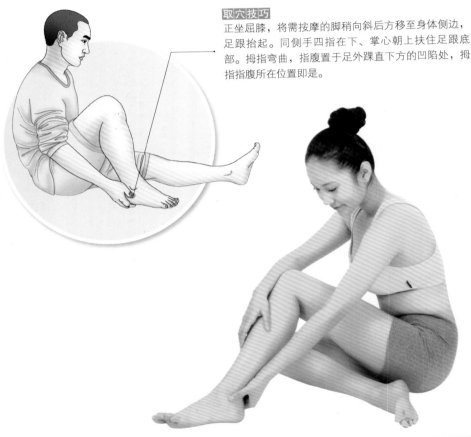

关于本穴	
位置	位于足外踝中央直下1厘米凹陷处
释名	申，在八卦中属金，穴内物质为具有肺金特性的凉湿之气；脉，脉气的意思。"申脉"的意思是指膀胱经的气血在此变为凉湿之性。本穴物质是来自膀胱经金门穴以下各穴上行的天部之气，其性偏热（相对于膀胱经而言），与肺经气血同性，所以名"申脉穴"
按摩要点	拇指弯曲，指腹放在足外踝直下方的凹陷中，垂直按揉穴位，有酸痛感。每日早晚，用拇指指腹按揉左右两穴，每次各按揉1~3分钟

至阴穴

至阴穴是治疗妇科疾病的一个重要穴位。在古代社会，既没有现代的医疗设备，也没有先进的医疗技术，所以女性生育是一件异常危险的事，即使正常怀孕生产的女性都有可能因为各种原因导致死亡，如异位妊娠等。中国古代的医家们经过实践研究，发现在女性怀孕第29周到第40周之间，针对至阴穴进行艾灸，持续治疗四周以上，能够有效纠正胎位，使异常的胎位转变为正常胎位。同时，经常按摩至阴穴，对女性月经不调、崩漏、带下、痛经、更年期综合征、乳痈、乳癖等病症，也具有改善和治疗的作用。

取穴技巧

正坐垂足，屈曲右膝，抬右足置于椅上，足趾斜向外侧翘起。俯身弯腰，右手四指握住足底，掌心朝上，拇指弯曲，置于足第5趾外侧、趾甲角旁，则拇指指尖所在位置即是。

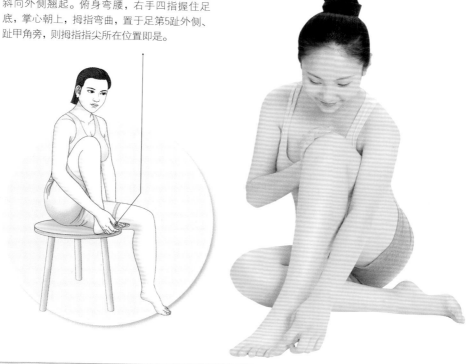

关于本穴

位置	位于足第5趾外侧趾甲角旁0.1寸处
释名	至，极的意思；阴，寒、水的意思。"至阴"是指人体内膀胱经的寒湿水气由此外输到体表。此穴物质是来自体内膀胱经的寒湿水气，位于人体最下部，是人体寒湿水气到达的极寒之地。因为此穴有孔隙与体内相通，是膀胱经内气血与体表气血的交换处，所以是膀胱经的井穴
按摩要点	拇指弯曲，以指甲垂直下压掐按穴位，两侧穴位先左后右，每日早晚各掐按1～3分钟

《黄帝内经》记载："肾出于涌泉，涌泉者足心也。"说明涌泉穴是肾经的首要穴位。《内经图说》中把按摩涌泉穴称为做"足功"，可以起到强身健体、延年益寿的作用。《韩氏医通》中记载道："多病善养者，每夜令人擦足心（涌泉），至发热，甚有益。"北宋著名大文学家苏东坡不仅精通文理，同时也深谙养生之道，搓擦涌泉穴是他每日必做的事情，因此他在年逾花甲之时仍然精力旺盛。

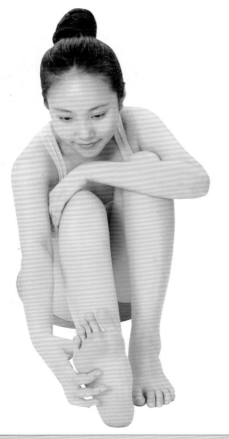

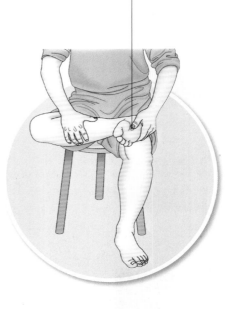

取穴技巧

正坐垂足，抬一足置于另一膝上，足掌心朝上，另一手轻握足底，四指置于足背，弯曲拇指，指腹按压处即是。

关于本穴	
位置	位于足底足前部凹陷处，第2、3趾趾缝纹头端与足跟连线的前1/3与后2/3交点处
释名	涌，溢出的意思；泉，即泉水。"涌泉"是指体内肾经的经水从此处穴位溢出体表，所以称"涌泉"。经常按摩涌泉穴能增强人体的免疫功能，提高抵抗力
按摩要点	拇指弯曲并放在穴位处，以指腹从下往上推按穴位，有痛感。两侧穴位先左后右，每日早晚各推按1～3分钟

太溪穴　　　　　　　　　　　　　　　　　清热生气

太溪穴出自《灵枢·本输》，《针灸大成》中称它为"吕细"。《会元针灸学》中云："太溪者，山之谷通于溪，溪通于川。肾藏志而喜静，出太深之溪，以养其大声，故名太溪。"本穴主治病症包括肾脏病、牙痛、喉咙肿痛、气喘、支气管炎、手脚冰凉、关节炎、精力不济、女性生理不顺等。

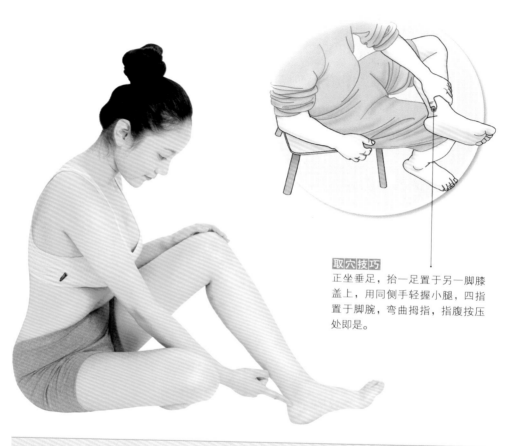

取穴技巧

正坐垂足，抬一足置于另一脚膝盖上，用同侧手轻握小腿，四指置于脚腕，弯曲拇指，指腹按压处即是。

关于本穴

位置	位于足内侧，内踝后方与足跟腱之间的凹陷处
释名	太，大的意思；溪，溪流的意思。"太溪"的意思是指肾经水液在此形成较大的溪水。此穴物质为然谷穴传来的冷降之水，到本穴后，冷降水形成了较为宽大的浅溪，因此名"太溪"
按摩要点	以拇指指腹从上往下刮按穴位，有胀痛感（忌用力过度，孕妇要特别小心，不可用力太过）。两侧穴位先左后右，每日早晚各刮按1~3分钟

据古代医书记载，足窍阴穴能够治疗"胁痛不得息、咳而汗出、手足厥冷、烦热、转筋、头痛、喉痹、舌卷干焦、耳聋、耳鸣、痈疽、胆寒不得卧、梦魇、肘臂不举"等病症。人有时在生气或疲累后，不仅乳房部位会感到疼痛，而且会不断咳嗽，严重时，甚至会喘不上气。同时还可能伴有手足发热，却无汗，且头痛心烦的症状。这种情况下，可以按摩足窍阴穴，有止痛、定喘、顺气之功效。

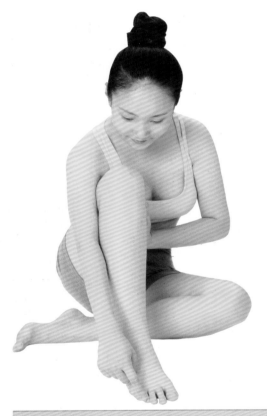

取穴技巧

正坐垂足，抬起左足置于椅上，左手轻握左足第4趾，四指在下，拇指弯曲，指甲垂直掐按处即是。

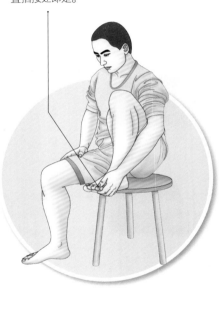

关于本穴	
位置	位于足第4趾末节外侧，距趾甲角0.1寸处
释名	足，指穴位在足部；窍，空窍的意思；阴，指穴内物质为阴性水液。"足窍阴"的意思是指胆经经水由此穴回流至体内的空窍之处。本穴为胆经与体表经脉的交会点，由于胆经体表经脉的气血物质为地部经水，位于高位，因此会循本穴的地部孔隙回流至体内，所以名"足窍阴"。因为本穴有地部孔隙连通体内，所以是胆经的井穴
按摩要点	拇指弯曲，以指腹按揉穴位，有酸、胀、痛的感觉。两侧穴位先左后右，每日早晚各按揉1~3分钟

大敦穴

据中国医典古籍记载，大敦穴对治疗"昏厥、卒疝暴痛、脐腹痛、腹胀、小腹中热、石淋、尿血、小便难、遗尿、遗精、阴肿、囊缩、阴挺、崩漏、胸胁苦满、眩晕、善寐、目不欲视、卒心痛、太息、哕噫、大便秘结、癫狂、小儿惊风、手足拘急、足肿"等疾患，具有良好的效果。如果遇到女性由于疝气引起的阴挺肿痛，或男性的阴囊、小腹疼痛，只要按压大敦穴，就有很好的止痛、调理作用。

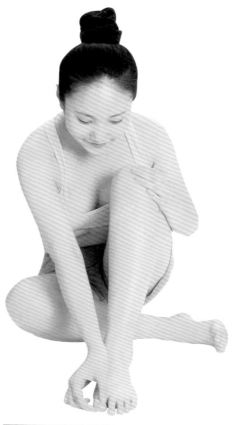

取穴技巧

正坐垂足，屈曲左膝，抬左足置于椅上，左手轻握足第1趾，四指在下，弯曲拇指，指甲垂直掐按处即是。

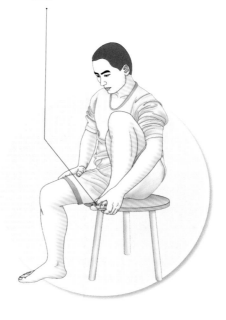

关于本穴	
位置	位于足第1趾（靠第2趾一侧）趾甲根边缘约2毫米处
释名	大敦，大树墩的意思，这里指穴内气血的生发特性。本穴物质为体内肝经外输的温热水液，本穴又是肝经之穴，水液由本穴的地部孔隙外出体表后，蒸发上升扩散，表现出春天般的生发特性，就犹如大树墩在春天生发新枝一样，所以名"大敦"
按摩要点	以拇指指腹揉按穴位，有酸、胀、痛的感觉。两侧穴位先左后右，每日早晚各揉按3~5分钟

　　中医认为，肝为"将军之官"，主怒。人在生气发怒的时候，体内气血往往循肝经的路线运行，所以，人在生气发怒时，肝会受到一定的影响。作为肝经上的穴位，太冲穴就会出现相应的异常现象，例如，有压痛感，皮肤温度或者色泽发生变化，对外界更加敏感，软组织张力发生异常等。所以，脾气不好，经常生气、动怒的人，不妨多按摩一下太冲穴，能够有效化解心中的怒气，消除心胸的不适之感。

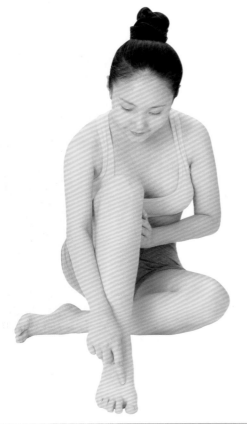

取穴技巧

正坐垂足，屈曲左膝，抬左足置于椅上，手掌朝下置于足背，中指弯曲，指尖所指处即是。

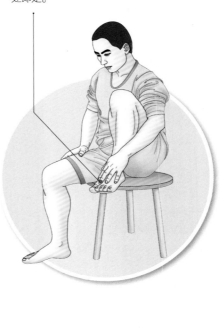

关于本穴	
位置	位于足背侧第1、2趾跖骨结合部之前凹陷处
释名	太，大的意思；冲，冲射之状。"太冲"的意思是指肝经的水湿风气在此穴位向上冲行。本穴物质为行间穴传来的水湿风气，到达本穴后，因受热胀散，化为急风冲散到穴外，所以名"太冲"。本穴物质为热胀的风气，在本穴为输出之状，所以是肝经的俞穴，在五行中属土
按摩要点	以食指和中指的指尖从下往上垂直按揉穴位，有特殊的胀、酸、痛感。两侧穴位先左后右，每日早晚各按揉3～5分钟

中封穴能够有效医治各种男科疾病。据《针灸甲乙经》记载："身黄时有微热，不嗜食，膝内廉内踝前痛，少气，身体重，中封主之。"《千金方》云："治失精筋挛，阴缩入腹，相引痛，灸中封五十壮。"《医宗金鉴》云："主治梦泄遗精、阴缩、五淋、不得尿、鼓胀、瘦气。"本穴主治疝气、阴茎痛、遗精、小便不利、黄疸、胸腹胀满、腰痛、足冷、内踝肿痛等病症。

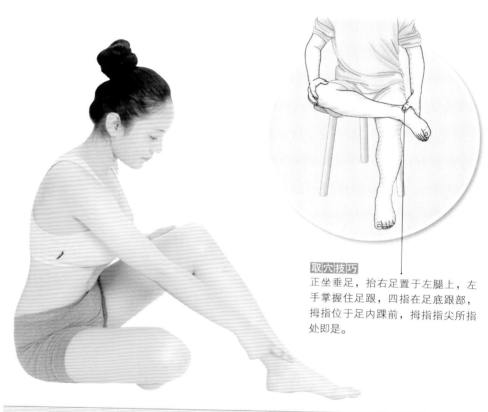

取穴技巧

正坐垂足，抬右足置于左腿上，左手掌握住足跟，四指在足底跟部，拇指位于足内踝前，拇指指尖所指处即是。

关于本穴	
位置	位于足背侧内踝前，商丘穴与解溪穴连线之间，胫骨前肌腱的内侧凹陷处
释名	中，正中的意思；封，封堵的意思。"中封"的意思是指肝经风气在此穴位势弱缓行，并化为凉性水气。本穴物质为太冲穴传来的急劲风气，因本穴位处足背的转折处，急劲风气行至本穴后，因经脉通道弯曲而受挫，急行风气变得势弱缓行，就像被封堵住了一样，所以名"中封"
按摩要点	以拇指指腹按揉本穴，有酸、胀、痛的感觉。两侧穴位先左后右，每日早晚各按揉3~5分钟

月经是女人特有的生理现象，大多数女性每个月的月经都很规律，但也有人因为饮食、情绪、体质、药物等原因，出现月经不规律，甚至阴道大量出血不止，或者间歇不断（俗称"崩漏"）的症状。此时不仅会影响到身体健康，如果情况严重的话，还有可能会危及生命。

《针灸甲乙经》曰："气喘，热病，衄不止，烦心善悲，腹胀，逆息热气，足胫中寒，不得卧，气满胸中热，暴泄，仰息，足下寒，膈中闷，呕吐，不欲食饮，隐白主之；腹中有寒气，隐白主之；饮渴身伏多唾，隐白主之。"

如遇到大量月经出血的情况，需马上把患者送到医院，同时重力按压患者的隐白穴，有止血的作用。

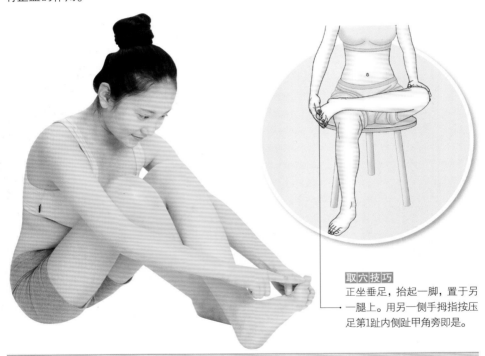

取穴技巧
正坐垂足，抬起一脚，置于另一腿上。用另一侧手拇指按压足第1趾内侧趾甲角旁即是。

关于本穴	
位置	位于足第1趾末节内侧，距趾甲角约0.1寸处
释名	隐，隐秘、隐藏的意思；白，指肺的颜色、气。此处穴位由地部孔隙与脾经体内经脉相连，穴内气血是脾经体内经脉外传之气，因为气蒸发外出，不易被人觉察，所以称"隐白"。"隐白"的意思就是指脾经体内经脉的阳热之气外出到脾经体表经脉
按摩要点	以拇指指甲垂直掐按穴位，有刺痛感为佳。两侧穴位先左后右，每日早晚各掐按1～3分钟

古代医书中有很多关于足临泣穴的介绍。如《针灸甲乙经》云："胸痹心痛，不得息，痛无常处，临泣主之。"《针灸大成》云："乳肿痛，足临泣。"《类经图翼》云："主治胸满气喘，目眩心痛，缺盆中及腋下马刀疡，痹痛无常。"根据医书上的记载，这个穴位可以治疗头痛、眩晕、目涩、身痹、寒热往来、胸胁支满、气喘、心痛不得、乳肿、腋下肿、手足中风不举、麻痛发热拘挛、筋牵、腿痛、目赤肿痛、齿痛、耳聋、咽肿、项肿连腮、浮风瘙痒、月经不调等疾患。

取穴技巧

正坐垂足，抬左足置于椅上，伸左手，轻握足第4趾，四指在下，弯曲拇指，指甲垂直掐按处即是。

关于本穴	
位置	位于足背外侧，当足第4趾本节（第4趾关节）的后方，小趾伸肌腱的外侧凹陷处
释名	足，指穴位在足部；临，居高临下的意思；泣，眼泪。"足临泣"指胆经的水湿风气在此化雨冷降。本穴物质为丘墟穴传来的水湿风气，到达本穴后，水湿风气化雨冷降，气血的运行变化就像泪滴从上面滴落一样
按摩要点	以拇指指腹按揉穴位，有酸、胀、痛的感觉。两侧穴位先左后右，每日早晚各按揉1~3分钟

"三阴交"这个穴位的名称最早出现于《黄帝明堂经》。从唐代开始，"三阴"被理解为太阴、少阴、厥阴，并被视为三阴经交会穴，沿袭至今。它是肝经、脾经、肾经三条阴经的交会穴，肝藏血、脾统血、肾藏精。肾为先天之本，脾为后天之本，先天依赖于后天的滋养，后天来自先天的促动。所以，经常按揉三阴交穴，可以调补肝经、脾经、肾经三经的气血，达到健康长寿的目的。

取穴技巧

正坐垂足，抬一脚置于另一腿上，以另一侧手除拇指外的四指并拢伸直，并将小指置于足内踝上缘处，则食指指腹下、内踝尖正上方的胫骨边缘后凹陷处即是。

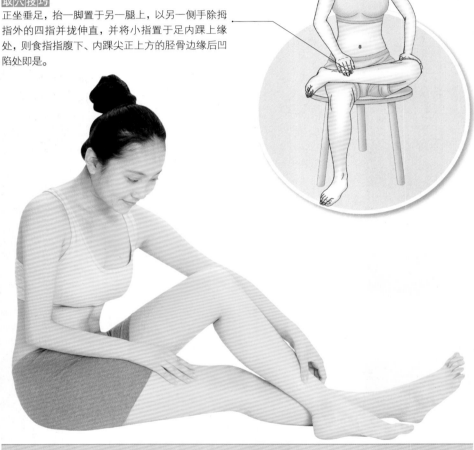

关于本穴	
位置	位于小腿内侧，当足内踝尖上3寸，胫骨内侧缘后凹陷中
释名	三阴，即足三阴经；交，交会的意思。"三阴交"的意思就是指三条阴经中的气血物质在此穴交会。此穴物质有脾经提供的湿热之气，肝经提供的水湿风气，肾经提供的寒冷之气。三条阴经交会于此，故名"三阴交"
按摩要点	以拇指指尖垂直按压穴位，两侧穴位先左后右，每日早晚各揉按1～3分钟

Chapter1
足疗保健常识

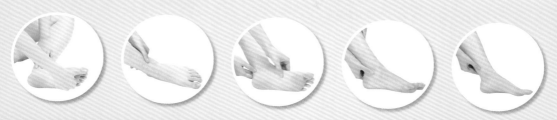

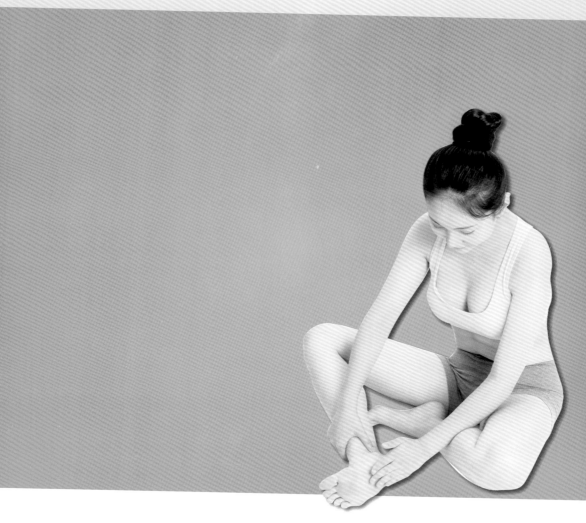

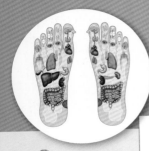

01 | 足部按摩简史
足部按摩的起源与发展历程

足部按摩的起源

　　足疗就是运用中医理论原理，集检查、治疗和保健为一体的无创伤的自然疗法。足疗包括两个部分：足部按摩和足浴。

　　足部按摩最早起源于中国的人体健康疗养理念，距今已有几千年的历史，从医学发展史来看，足部按摩远远早于其他疗法，是我国中医学最宝贵的遗产之一，至今在保健领域内仍发挥着独特的作用。

　　远古时代，人类经过进化，学会了直立行走，双脚便承受了全身的重量和负担。那时的生存环境恶劣，由于自然界的意外伤害或某些原因造成身体的损伤时有发生。这时，人们在有意或无意中用手或其他器具触及足部的某些部位，发现疲劳减轻了、疼痛缓解了。通过这些感性的、偶然的生活细节，我们的祖先逐渐发现在足部可以找到与身体各部分器官相对应的敏感位置，这些敏感位置会在人体发生疾患时，出现压痛、硬结、肿胀等极易被感知的异常现象。于是，经过长期的摸索和实践，人们学会了用手去按揉或者通过踩踏硬物来刺激这些敏感位置以达到治病的目的。我们的祖先所发明的这些最简单、最原始的手法便是最早的足疗法了。

足部按摩的发展

　　随着社会的发展，人类文明的不断进步，各种医学理论和学说应运而生。春秋战国时期，百家争鸣的局面使中华文化和医学技术都达到了空前鼎盛的状态，中医理论和实践也得到了长足的发展。当时的《黄帝内经》和《黄帝岐伯按摩十卷》最早提及了足部按摩的相关理论，书中详细记述了经络学说、针灸疗法和按摩疗法，提出了许多新鲜的观点和实践方法，并且一直沿用至今。

　　长沙马王堆古墓出土的《五十二病方》中，也有用被蜂蜇死的幼鸡和枣泥制成的药巾按摩足部，使人增强体力的方法，同时出土的《脉法》《足臂十一脉灸经》和《阴阳十一脉灸经》，都对足疗法有所阐述。

　　随着医疗科学的不断发展，养生保健也越来越受到人们的重视。作为一种行之有效的医疗保健法，足疗在体现人类文明发展的同时，也将顺应医学发展的潮流和方向，继续发挥其重要作用。

健康贴士

足部的重要性

足部被称为人体的"第二心脏"，并且汇集了人体一半的经络。足为三阴经（肝经、脾经、肾经）之始，三阳经（胃经、胆经、膀胱经）之终，足部众多的穴位与五脏六腑有着密切的联系。人生三大宝"精、气、神"中"精"为首位，足与脏腑中肾的关系最密切，故有"肾主两足"之说。而肾为先天之本，元气之根，主藏精气，因此，人之足就好比人体之根。通过对足部的刺激能促进足部的血液循环和经脉的顺畅运行，对全身进行调节。"人老足先衰，脚寒百病生"，所以，足部的保健对于人体的健康而言至关重要。

足部按摩的历史发展简表

春秋战国时期
（前770～前221）

①足部按摩在《庄子》《老子》《荀子》等著作中被提及。
②《周礼疏》中关于扁鹊治愈虢太子医案的记载，记述了足部按摩在临床中的应用。

医学著作提及足部按摩

秦汉时期
（前221～220）

我国第一部足部按摩专著《黄帝歧伯按摩十卷》出现。

出现了我国第一部足底按摩专著

魏晋南北朝时期
（265～589）

搓、抖、缠、捻、滚、揉六种按摩手法衍生出来，足部按摩也有了相应的发展。

推行出六种按摩手法

隋唐五代时期
（581～960）

足部按摩的兴盛时期。
①行政上设置了按摩专科，出现专职按摩师。
②按摩被列入医学教育的范畴，按摩师开始出现等级划分。
③药王孙思邈提出长寿秘诀之一：每天揉按足底涌泉穴。

足部按摩兴盛时期

宋金元时期
（960～1368）

足部按摩在临床被广泛应用，并开始了按摩适应证手法的应用方式的探讨。

足部按摩在临床被广泛应用

明朝时期
（1368～1644）

足部按摩的第二个兴盛时期。著名的医学家李时珍在《奇经八脉考》中指出足部为人体精气之源泉，"寒从脚下起"。

足部按摩第二个兴盛时期

清朝时期
（1644～1911）

①正骨按摩作为按摩疗法新的分支而出现。
②众多按摩的相关著作问世，总结了当时丰富的按摩临床经验和全面系统的理论知识。
③按摩与药物、浴疗相结合的足疗方式得到广泛运用，并取得了一定的功效。

出现新的分支正骨按摩

近现代

①1982年，足部按摩的专业机构——国际若石健康研究会，正式成立。
②1999年，国家劳动和社会保障部将足部按摩师纳入《中华人民共和国职业分类大典》，足部按摩师成为中国政府认可的职业。

足部按摩专业机构正式创立

足
部
按
摩
的
发
展
历
程

搓脚心

"搓脚心"是我国传统保健疗法，从中医观点看，脚心处集中了许多穴位，经常按摩这些穴位，可有效地促进人体新陈代谢，调节内分泌平衡，达到祛病强身的功效。如"涌泉穴"，顾名思义，为人体元气之所在，刺激此穴，可使人恢复元气，健身长寿。

按摩应注意以下几点：

①饭后1小时内不得按摩，在一个部位上连续按摩刺激，一般不超过5分钟。

②用手指按摩要注意修剪指甲，用其他工具刺激时，表面应光滑无刺，避免损伤皮肤。按摩时如出现疼痛、倦怠口干等感觉（关节炎患者较明显），均属正常现象。

③按摩后30分钟内需饮50℃以上的温开水。

④心脏病、糖尿病、肾脏病、高血压及癫痫患者，按摩时间一般不超过10分钟。

⑤按摩后由于毛细血管处于扩张状态，体温稍有升高，严禁按摩部位接触冷水。

足部按摩在古代的传播

早在公元8世纪，足部按摩就被到在中国留学的日本人带回日本并得到了广泛的推广。《柴田操法》的作者柴田和通了解到当时的医师伊藤伍郎可以通过刺激人体手足的穴位，来刺激人体的末梢神经，从而治愈了许多疑难杂症，于是他便主动拜伊藤伍郎为师，埋头研究中国的经络学说。在研究理论的同时，柴田结合实践中的体会，写成了《柴田操法》《柴田观趾法》等著作，推动了足部按摩在日本的发展。

意大利商人马可·波罗曾在中国游历生活了17年，并得到元世祖的赏识而在朝廷任职。当时，中国的按摩疗法已进入黄金时代，《金兰循经取穴图解》《十四经发挥》等著作中对于推拿按摩疗法，都有详细的阐述。马可·波罗回到欧洲后，将其在元朝的经历写成了《马可·波罗游记》，并翻译了《金兰循经取穴图解》等足部按摩著作。此后，足部按摩进入欧洲，并逐渐推广和流行起来。

足部按摩在近代的发展

自近代以来，足部按摩在美国也得到了相应的推广和发展，这都应归功于美国的印古哈姆女士。1938年，她所著的《足的故事》一书在美国发行，书中提出了系统的足部按摩治病的方法，为足部按摩法奠定了坚实的理论与实践基础。

德国人玛鲁卡多女士，在读了《足的故事》一书后，不远万里求教于当时已80岁高龄的印古哈姆女士，并和她一起从事"足反射疗法"的研究和实践活动，直至1974年印古哈姆女士逝世。经过玛鲁卡多女士进一步的理论研究和临床实践，1975年她编著的《足反射疗法》在联邦德国正式出版。到1986年，该书已重印18版，共计10多万册，此书在15版以后，就再也没有变更其反射图，人体足部反射图被确定下来。虽然现在看来，此书还有许多不够完善和精确的地方，但此书在上世纪70年代就第一次将人体组织、脏器的解剖与按摩部位和疗效结合起来，并将足部的对应解剖位称为反射区，而且绘成了足部反射图。这件事情是医学界的一项伟大的创举，这些成果对于疾病的足部按摩治疗，具有很好的指导意义。

美国还建立了专门的国际足部按摩学学院，专门研究如何用足部按摩法治疗疾病。据该院院长拜尔斯医师称，足部按摩已经被广泛应用于美国众多的养老院中，在足部按摩疗法的帮助下，许多慢性疾病患者都得到了有效的改善和治疗。

足部按摩的世界性传播

随着中华文明的发展，足部按摩也不断向世界各地传播，并在此过程中得到不断地发展和推广。如今，足部按摩已经成为人们日常生活中治疗疾病的基本方法之一。

意大利商人马可·波罗在游历了中国17年，回到欧洲后，翻译了元朝忽泰必烈的《金兰循经取穴图解》，将足部按摩法引入欧洲，引起了欧洲人们的重视。此后，足部按摩在欧洲逐渐推广并流行起来。

印古哈姆女士于1938年在美国发行的《足的故事》一书，为足部按摩法在美国的系统研究和推广奠定了牢固的基础，并建立了系统的足部按摩治病的方法。

1975年，德国的玛鲁卡多女士，写成了《足反射疗法》一书。此书第一次将人体组织、脏器的解剖与按摩部位和疗效结合起来，并提出了反射区的概念，绘成了足部反射图，对于疾病的足部按摩治疗，有很好的指导意义。

世界传播历程

隋唐五代时期（公元581年~公元960年），足部按摩发展到兴盛时期。

西向传播

元朝时期，足部按摩术进入黄金时代，忽泰必烈所著的《金兰循经取穴图解》，以及滑寿所著的《十四经发挥》对推拿按摩术，都有详细的阐述。

东向传播

公元8世纪，到中国留学的日本人将手足按摩术带回日本，使其在日本得到广泛推广。

日本医师柴田和通详细研究了中国的经络学说，并结合实践中的体会，完成了《柴田操法》《柴田观趾法》等著作，使足部按摩术在日本广为流传。

足部按摩的发展趋势

随着医学科技的飞速发展，自我保健医疗越来越受到人们欢迎。人们渴望能掌握一种精要、简便、易学的保健治疗方法，所以，作为一种自然的、传统的、方便有效的医疗保健方法，足部按摩正好顺应了现代人的需要。可以预见，在今后人们日常保健治疗的有效方法中，必定少不了足部按摩的身影。

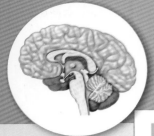

02 | 解密足部按摩
足部按摩的作用原理与功效

健康贴士

**足疗健身祛病歌
（上）**
中医观点整体论，
人身一体足为根；
人到晚年先老脚，
树到老来根先竭；
人体器官与脏腑，
足部均有反射处；
诊病防病与治疗，
按摩足部见功效；
术前中药先泡脚，
促进循环增疗效；
术后饮水一两杯，
增进排毒很重要；
选穴一定要准确，
柔和渗透用力均；
心脏宜轻不宜重，
细心检查再诊病；
肾上腺处是重点，
调节分泌又止喘；
足拇趾处代表头，
每个部分仔细揉；
神经衰弱疗效好，
头痛眩晕不用愁；
失眠多梦难入睡，
思虑过度也无忧；

概述

　　"人有脚，犹如树有根；树枯根先竭，人老脚先衰"，所以足部的保健与人体的健康息息相关。足部按摩便是通过按摩足部来调节人体生理、病理变化，从而达到治疗疾病的目的的一种按摩疗法。无数成功的临床实践证明，足部按摩是一种行之有效的自然保健疗法。

足部按摩的作用原理

血液循环原理

　　人的心脏通过有节律的跳动将血液输送到身体的每一个角落，这些血液在人体循环流动，从而实现机体内外物质的运输和交换。当人体某个器官出现异常或发生病变时，产生的一些有害代谢产物就会进入血液并且参与全身循环。由于地心引力的影响，这些有害物质就很容易在人体足部沉积。通过足部按摩，可以促进血液顺畅循环，使这些有害物质得到有效分解，最终被肾脏等排泄器官排出体外。

经络学原理

　　人体经络的结构是经络线，经络循行线的角质层较薄，上面有丰富而密集的毛细血管，周围密布着大量的神经末梢和神经束。这样敏感而低阻的经络循行线是由人体各部位的穴位连接起来的。我们对足部的穴位进行按摩时，所产生的刺激就会沿着该穴位所在经络的循行路线进行传导，不仅作用于体表部位，更深入调节内脏器官，起到疗病祛疾的功效。

反射原理

　　人的体表和内脏遍布了丰富的感受器，外界或体内环境的一系列变化，所引起的神经冲动都会传入中枢神经，经分析综合后产生新的冲动后再传至器官、腺体或肌肉，随之做出相应的反应。足部密布着丰富的感受器和神经末梢，因此其受到的刺激可以很快地被反射到全身相应的各个部位。

全息理论原理

　　物理学的"全息"的概念是指每一个局部都包含着整体的信息。传统中医把脚看作是人体的"全息胚"，且人的双脚与其他全息胚相比，包含着更丰富的信息，从而复制出的整体形象就更清楚、更易辨认，所以对脚的按摩就是对全身的按摩。

足部按摩的功效

传统中医认为，足部为人体精气之根，与周身气血和阴阳经络有着密切的关系。通过足部按摩，可以对人体产生以下三大功效。

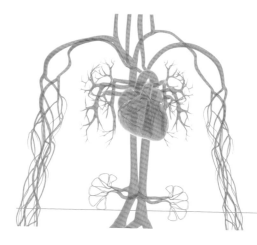

促进血液循环

人体心脏的跳动，带动周身血液的循环，而足部远离心脏，又处在人体最下部，血液内的很多杂质很容易在足部沉积。这些杂质受地球引力的影响，长年累月滞留在人体足部，造成局部血液循环不畅，进而影响新陈代谢。因此经常进行足部按摩，可促进足部血液顺畅循环，促进机体新陈代谢，恢复机体的正常运转。

调节神经系统

足部密布着丰富的神经组织与神经末梢，足底按摩可有效刺激足底反射区，调节相应组织器官的功能，改善和治疗疾病的同时，可以使身体更加健康、强壮。

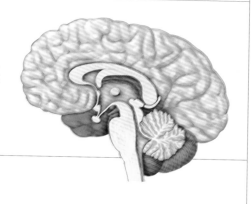

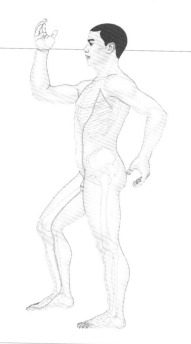

疏通经络气血

人体十二经脉中有六条经脉到达足部。通过足部按摩治疗可以充分刺激足底穴位，其所在经络也可以得到有效疏通，进而起到调节和恢复人体健康的作用。

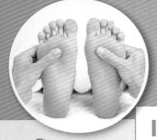

03 足部按摩的范围与限制
足部按摩的适应证与禁忌证

▌概述

　　经过长期的探索实践，足部按摩在继承传统中医理论的基础上，结合人体经络学说、全息理论和现代反射区体系理论，已经发展得越来越先进。足部按摩疗法不仅已广泛运用于日常保健，更是已经成为一种有效的医疗手段，用于各类常见疾病的治疗及辅助治疗。

▌足部按摩的适应证

健康贴士

足疗健身祛病歌
（下）
要想目明耳又聪，
其余足趾不放松；
胃脘不适食欲差，
肝胆脾胃调消化；
腹痛腹泻加便秘，
脚掌心处找问题；
腰酸背紧肩颈痛，
足掌内侧揉足弓；
女子妇科病常见，
足跟内外多展现；
治疗前列腺肥大，
寻根求源内踝下；
乳腺增生不用愁，
足背中间仔细揉；
腹腔盆腔加胸腺，
退烧祛热又消炎；
更年期的毛病多，
调节分泌不用说；
祛斑美容焕容颜，
调节也在分泌腺；
降糖降压怎么办，
足疗按摩有经验；
坚持足疗做按摩，
延年益寿好处多。

内科疾病	呼吸系统疾病	急性上呼吸道感染、慢性支气管炎、支气管哮喘、肺炎、急性扁桃体炎等
	循环系统疾病	高血压、低血压、冠心病、心脏病、贫血、下肢静脉曲张等
	消化系统疾病	慢性胃炎、胃与十二指肠溃疡、慢性结肠炎、慢性肝炎、肝硬化、胆囊炎、胆结石、痔疮等
	泌尿系统疾病	慢性肾小球肾炎、泌尿系结石等
	代谢及内分泌系统疾病	糖尿病、肥胖症、甲状腺功能亢进症等
	神经系统疾病	脑动脉硬化症、脑血管意外后遗症、三叉神经痛、坐骨神经痛、神经衰弱、癫痫、焦虑症等
外科疾病		肩周炎、颈椎病、慢性腰肌劳损、退行性脊柱炎、膝关节炎、腰椎间盘突出症等
肿瘤科疾病		乳腺癌、肿瘤放疗与化疗反应等
皮肤科疾病		痤疮、黄褐斑、脂溢性脱发、白发、湿疹、神经性皮炎、牛皮癣、斑秃、带状疱疹等
五官科疾病	眼科疾病	老年性白内障、青光眼、近视、迎风流泪、老花眼等
	耳鼻咽喉口腔疾病	慢性鼻炎、鼻窦炎、慢性咽炎、口疮、耳鸣、中耳炎、牙痛等
妇科疾病		月经不调、痛经、闭经、功能性子宫出血、带下病、盆腔炎、更年期综合征、不孕症、性冷淡等
男科疾病		遗精、阳痿、早泄、前列腺炎、前列腺增生、睾丸炎、附睾炎、男性不育症等
儿科疾病		小儿厌食症、小儿遗尿症、小儿惊风、小儿营养不良等
老年疾病		冠状动脉硬化、帕金森综合征、中风后遗症、半身不遂等

足部按摩的禁忌证

　　足部按摩对于预防保健非常有效，还可以用于治疗和辅助治疗多种疾病。但是，足部按摩疗法也有其局限性，有些特定人群是不适宜接受此种疗法的。

空腹或饱胀者，不宜马上按摩

脚底皮肤溃烂、出血者严禁按摩

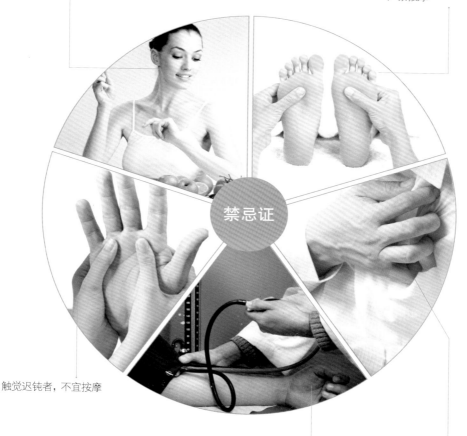

禁忌证

触觉迟钝者，不宜按摩

重症患者及有生命危险的病症患者，如重度心脏病、精神病、严重高血压等患者，必须先经过专科医生诊治

各种严重出血性疾病、急性传染病、急性高热病症、急性中毒、血液病等患者，禁止按摩

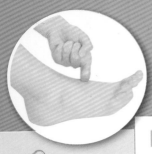

04 | "八字要诀"
足部按摩常用手法

足部按摩"八字要诀"

在临床上，为了追求最佳的按摩效果，对按摩师的操作技巧也有一定的要求。掌握好足部按摩的手法，对于临床效果具有不可估量的意义。下面将对按摩操作技巧要求的"八字要诀"进行简要的介绍。

概括地讲，足部按摩手法的操作要求有一个八字要诀即"持久、有力、均匀、柔和"。

持久是指按摩者需将按摩动作持续一段特定的时间。如果按摩时间过于短暂，疗效将会降低。

有力是指操作时应具备一定力度，不能软弱无力，否则不仅白废力气，还达不到治疗目的。不同部位和不同病症，用力也应有区别。因此要学会适当、有效的用力方法。

均匀是指操作时要注意动作节律稳定，力量协调，使受力者感觉良好，才能达到很好的治疗效果。如果用力不均匀，不仅治疗效果不好，甚至还会使受力者感到疼痛、烦躁不安，大大影响疗效。

柔和是指操作手法软而不浮、重而不滞，控制得恰到好处。

持久、有力、均匀和柔和是按摩手法最基本的要求，切忌用蛮力或动作生硬粗暴，而且动作变换的过程要协调、流畅。

足部按摩的特点

1. 足部按摩仅着力于足部。

2. 足部的面积比身体其他部位面积要小，所以按摩的着力点也小。一般操作时只用手指，手掌或手掌的大、小鱼际，而腕部、肘部等面积较大部位都不适用。

3. 足部按摩的操作手法比一般按摩更为细腻，技术含量更高。

4. 足部按摩具有自己独有的特点，但总的来说，足部按摩的手法继承了中国传统按摩手法的特点，两者在实际操作中有很多值得互相借鉴的地方。

5. 足部按摩不受任何时间、空间的限制，是自助、助人最简易且有效的方法。

6. 足部按摩是非药物疗法，仅靠双手即可。简单易学，无需太多的医学知识，无副作用。

健康贴士

足部可触及的骨性标志

①足内侧：可触及内踝、舟骨粗隆（约内踝前方2.5厘米处）、第1跖骨底部粗隆和第1跖骨小头。

②足外侧：可触及外踝、第5跖骨底部粗隆和第5跖骨小头。

③足底部：可触及足跟下方的跟骨结节、第1至第5跖骨小头及第1至第5跖骨基底膨大部。

④足背部：可触及第2至第4跖骨基底部。

⑤足弓：由跗骨和跖骨被韧带、肌肉、筋膜牵拉形成一个凸向背面的弓，称为足弓。主要的弓是内侧的纵弓，由跟骨、距骨、舟骨、第1楔骨和第1跖骨构成。人站立时，足部仅以跟骨结节及第1跖骨小头和第5跖骨小头三处着地，共同承受全身的重量。

足部按摩手法展示（一）点、按、推、揉、拇指捏压

点法

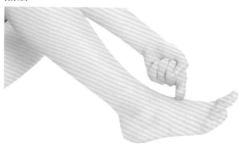

要求：用拇指指端、拇指关节或食指关节点压穴区。准确有力，力量调节幅度较大。

适用：急症、痛症、骨缝处的穴区和用力较大而区域较小的穴区。

按法

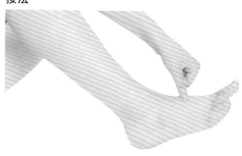

要求：用拇指指端或者指腹垂直平压皮肤。着力点要紧贴皮肤，不可移动，用力由轻而重。

适用：面积较大的穴区，治疗相关的慢性疾病。

推法

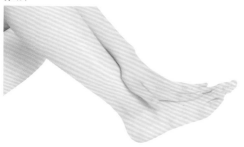

要求：用手掌或指腹单向直线移动于一定穴区，紧贴皮肤，用力稳健，速度缓慢均匀。

适用：施治区域为足底呈纵向长线之时，能够治疗虚寒性病症及慢性疾病。

揉法

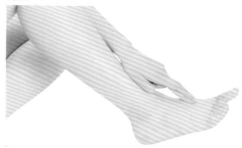

要求：做指揉法的手指吸定相对穴区，以肘为支点摆动前臂，使力达指端；做掌揉法的掌根吸定在相应穴区上操作，用力要轻柔，力度适中。

适用：体表或面积较大穴区，治疗慢性病症、虚证、劳损等疾病。

拇指捏压法

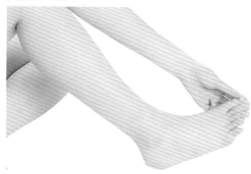

要求：拇指、食指夹住相应穴位，两指指腹相对做捏压动作。动作灵活、节奏快而均匀，需持续一段时间。

适用：手指和足趾小关节的局部不适等病症。

足部按摩手法展示（二）掐、摇、擦、摩、拔

掐法

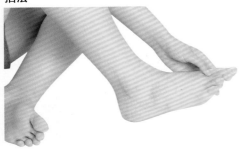

要求：用手指指甲尖端边缘重刺激穴区，多用拇指和其他手指配合操作。先逐渐加力，再用揉法缓解不适。
适用：癫狂发作、神经衰弱时需治疗的狭小穴区。

摇法

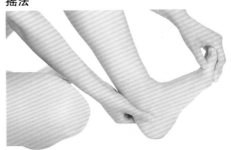

要求：以关节做均匀的环转运动。动作缓和，用力稳健，摇动范围在生理范围之内。
适用：足趾及踝腕等穴区，治疗慢性病、老年病和局部伤痛。

擦法

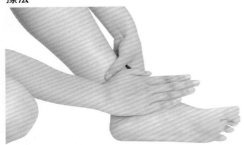

要求：掌部附于一定穴区，紧贴皮肤进行快速直线运动。腕关节自然伸直，前臂与手水平，着力不滞，迅速往复。
适用：足底各部，顺骨骼走向运动，治疗虚寒性病症、精神性疾病。

摩法

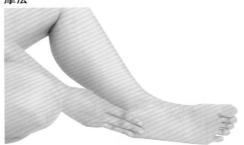

要求：用指腹附着于一定穴区，以腕同臂摆动做顺时针或逆时针环形擦动。动作轻柔，速度均匀协调。
适用：足底部面积较大的部位，治疗老年疾病、寒证、虚证等。

拔法

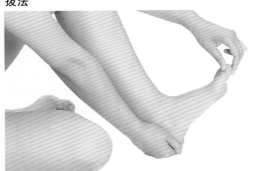

要求：固定足底相对应的关节一端，牵拉另外一端。用力适中，均匀迅速。

适用：足部各关节。

足部按摩手法展示（三）踩、滚、捏、拿、拨

踩法

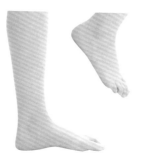

要求：用足踩压作用于足底部穴区。注重节律，视情况加力。

适用：足底部，特别是前足底和足趾，治疗脑血管疾病、周身疲乏疼痛等症。

滚法

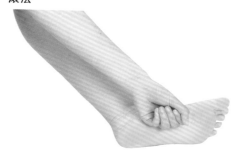

要求：手部各掌指关节略屈，以掌背指侧部位贴于治疗部位，有节奏地做腕关节的屈伸和前臂旋转的协同动作。

适用：足背、足底面积较宽处，治疗风湿疼痛、麻木不仁、肢体瘫痪等症。

捏法

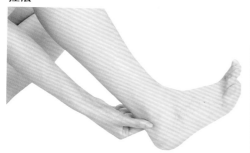

要求：用拇指与食指、中指（或其余四指）夹住肢体，相对用力挤压，动作要循序而下，均匀有节律。

适用：足部或腿部，具有舒筋通络、行气活血的作用。

拿法

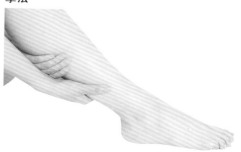

要求：拇指和食指、中指（或其余四指）相对用力，在一定部位或穴位上进行有节律性的提捏。用力要由轻而重，动作要缓和连贯。

适用：足部、踝部及腿部的放松治疗。

拨法

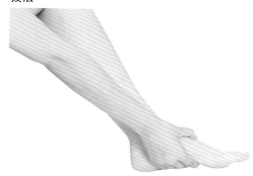

要求：用拇指指端或指腹吸定皮肤，平行肌肉或肌腱的方向进行点推动作。用力要由轻而重，沉稳而渗透。

适用：风湿疼痛和肌肉、韧带粘连或扭伤的后期治疗。

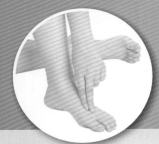

概述

在了解传统按摩常用手法的基础上，进一步掌握足部反射区的按摩手法，有助于取得更好的治疗效果。以下是在总结传统中医推拿按摩技巧的基础上，整理出的11种足部反射区按摩基本手法，可根据具体情况灵活应用。

足部反射区按摩手法展示

1 食指横按法

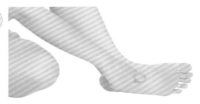

要求：手握成拳状，食指微微弯曲，以食指第2指间关节背侧面为着力点，进行按压，力度由轻及重。

适用：足部胃、胰、十二指肠、斜方肌、肺及支气管等反射区。

2 拇指点揉法

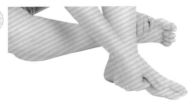

要求：以拇指指端为着力点，作用于足部反射区做点揉动作，力度由轻及重，沉稳而渗透。

适用：足部腹股沟、肋骨、牙、上颌、下颌等反射区。

3 食指扣拳法

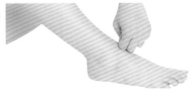

要求：手握成拳状，食指、中指两指微曲，拇指固定，以食指、中指两指指间关节刮。

适用：足部肩关节、三叉神经、肾上腺、肾、输尿管、膀胱等反射区。

4 食指压刮法

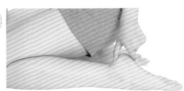

要求：手握成拳状，食指微屈，拇指固定，以食指第2节内侧和第1指间关节顶点进行由轻渐重的压刮。

适用：足部外侧尾骨、内侧尾骨等反射区。

5 中食指捏压法

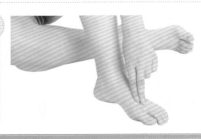

要求：中指指端相佐、食指指端施力捏压，以双指的指端或指腹作用于足部反射区，力度由轻及重。

适用：足部喉及气管、食管、胸部淋巴腺、内耳迷路等反射区。

6 中指扣拳法

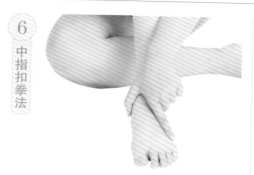

要求：手握成拳状，中指微微弯曲，拇指固定，以中指的近节指间关节压刮在足部反射区上。

适用：足部肾上腺、肾、三叉神经、大脑、眼、耳、脾、肝、胆囊、上身淋巴腺、下身淋巴腺、膝、盲肠等反射区。

7 单拇指点竖刮法

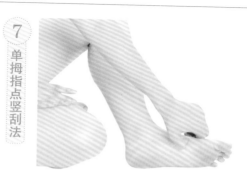

要求：以一手拇指间关节顶点先轻按，之后力度渐渐加重，最后平稳均匀地作用于相对应的足部反射区上。

适用：足部大脑、额窦、斜方肌、肺、生殖腺等反射区。

8 双拇指点推按法

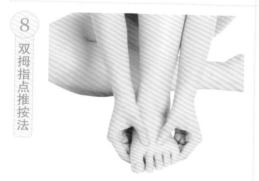

要求：以双手拇指指端同时作用于相对应的足部反射区上，用力平稳均匀。

适用：足部肩胛骨、胸、腹腔神经丛等反射区。

9 拇食指钳压法

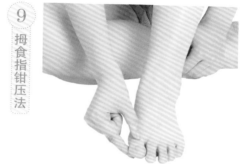

要求：拇指指端相佐、食指指端施力钳压，以食指第1指间关节侧面及拇指指端作用于足部反射区上，力度由轻至重，均匀沉稳。

适用：足部颈椎、甲状腺等反射区。

10 食指钩拳法

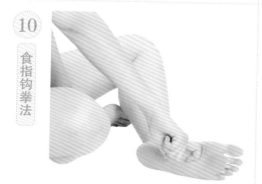

要求：单手食指弯曲，形如钩状，以食指第1指间关节外侧作用于足部反射区上，用力由轻及重，力度均匀。

适用：足部生殖腺、子宫或前列腺等反射区。

11 中食指刮按法

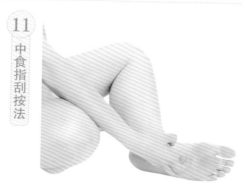

要求：中指与食指弯曲并拢，以双指第1指间关节顶点作用于足部反射区上，用力由轻及重，力度均匀。

适用：足部小肠等反射区。

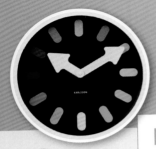

06 | 按摩实操
足部按摩流程与注意事项

概述

  足部按摩有一套严格的流程，每一个环节都有一定的规律可循。按照按摩流程严谨地操作才能实现足部按摩的最佳效果。本节将对足底按摩的流程与注意事项作具体的介绍。

足部按摩前的准备

  为了确保按摩的有效进行，在进行足部按摩之前，按摩者和接受按摩者，都要进行充分的准备。简单的准备工作，将会使按摩起到事半功倍的效果。

按摩者的准备

  1．按摩前，要对接受按摩者的病情和全身情况进行观察、询问，以获得充分的了解，并确保接受按摩者没有按摩禁忌证。

  2．按摩前，要让接受按摩者充分地放松。如果接受按摩者过分紧张或疲劳，按摩不仅达不到目的，反而可能会伤害其身体。

  3．仔细检查按摩部位是否有皮肤溃疡、擦伤等。

  4．根据接受按摩者的症状、病情确定需要按摩的穴位及反射区。

  5．按摩环境要保持光线明亮、环境舒适、温度适宜、通风良好、清洁干净等，以便按摩操作。

  6．对初次接受按摩治疗的病人，应注意其心理特点，耐心解释每项操作的方法和意义，争取获得患者的最大配合。

  7．整个操作过程应由慢到快，由轻至重，循序渐进，保持一定节奏。

接受按摩者的准备

  1．接受按摩者应尽量与按摩者配合，提供自己的详细病史，并将自己的症状尽量详尽地告诉按摩者。

  2．按要求完成术前浸泡等预备程序。

  3．要对按摩治疗有一定的心理准备，认真听取按摩者对治疗方法和过程的描述，并在操作过程中尽量与按摩者配合。

  4．当按摩者确定不适宜进行按摩治疗时，根据情况需向其他专科医生求治，切勿耽误病情。

  5．接受按摩者要做到身心放松，这样更有利于按摩治疗的效果。

健康贴士

足趾保健

足趾位于人体的末端，远离心脏，足尖部的血液循环较差，足趾产生的病理改变会通过经络反馈到相应的脏腑器官，产生多种症状。经常活动足趾，可使体内气血通畅，阴阳平衡、扶正祛邪。有效的运动包括：用足趾抓地、抓鞋底，一次抓5分钟左右，两只脚可以分别进行，也可以同时进行，一天2~3次。或者按捏足趾，时间最好控制在15分钟左右，睡前进行最为方便。对于长期坐办公室、缺乏运动的白领来说，尤其具有积极的作用。另外，多走路也有同样的效果，因为人在走路时有近一半的重量是由足趾来承担，走路可促进足趾的血液循环和经络顺畅运行。

按摩时间的设置

按摩总时间

按摩时间一般在30分钟左右，如病情复杂或病症较重，可适度延长至40分钟。按摩时间太短则达不到治疗效果，过长则容易引起疲劳。

按摩总次数

按摩总次数应根据具体情况而定，如患者的病情轻重、病史长短、患者自身对该治疗方法的反应及效果等。

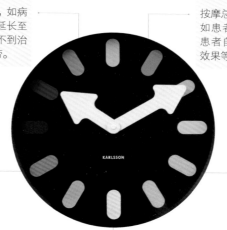

按摩反射区时间

按摩反射区时间需要根据病变反射区的变化作出调整。主要病症反射区，按摩5~15分钟，踏板按摩，一般为5分钟。

每日按摩的次数

如条件允许，每日按摩2~3次为佳。

最佳按摩时间

最佳按摩时间为睡前30分钟以内。

足部按摩保健十大经典步骤

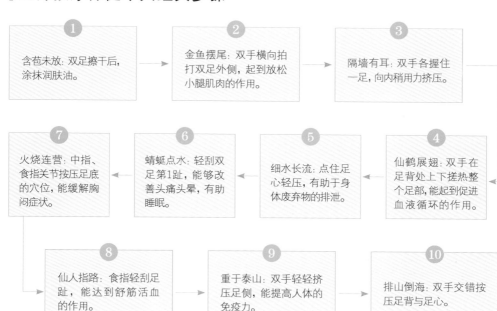

① 含苞未放：双足擦干后，涂抹润肤油。

② 金鱼摆尾：双手横向拍打双足外侧，起到放松小腿肌肉的作用。

③ 隔墙有耳：双手各握住一足，向内稍用力挤压。

④ 仙鹤展翅：双手在足背处上下搓热整个足部，能起到促进血液循环的作用。

⑤ 细水长流：点住足心轻压，有助于身体废弃物的排泄。

⑥ 蜻蜓点水：轻刮双足第1趾，能够改善头痛头晕，有助睡眠。

⑦ 火烧连营：中指、食指关节按压足底的穴位，能缓解胸闷症状。

⑧ 仙人指路：食指轻刮足趾，能达到舒筋活血的作用。

⑨ 重于泰山：双手轻轻挤压足侧，能提高人体的免疫力。

⑩ 排山倒海：双手交错按压足背与足心。

健康贴士

足部按摩
可能出现的状况
按摩后若出现下列
短暂反应，不必惊
慌，经过数日后，
反应可自行消失，
之后可继续接受
足部按摩。
①按摩后尿量增
加，气味变浓，颜
色变深。
②出现低热、发
冷、疲倦、全身不
适等症状。
③按摩后踝部肿
胀，有淋巴阻塞现
象者更为明显。
④下肢静脉曲张者
静脉曲张更加明显。
⑤反射区疼痛明
显或器官功能失调
现象加重。
⑥整个人感觉很
兴奋，晚上睡不着
觉，但精神很好，
这是由于新陈代谢
功能加强引起的。
⑦过去的老毛病复
发，这是把以前还
没有完全康复或暂
时被药物抑制住的
潜伏的疾病逼出来
了，是正在恢复的现
象，并不是副作用。
⑧足部痛觉神经变
得敏感，继续按摩
几次，痛感就会逐
渐减轻。

足部按摩时应依循的规律

我们在按摩治疗的实际操作过程中，遵循一定的步骤，循序渐进，就能达到预期的效果。

1. 开始足部按摩前，必须先花5分钟左右的时间对接受按摩者的排泄器官反射区进行按摩，促进其体内新陈代谢，使有害物质迅速进入泌尿系统并排泄到体外，而不妨碍体内循环。

2. 大脑就像是人体中央的管理控制部门，大脑及其反射区具有对应的指挥关系，按摩者应当重视对大脑反射区的按摩。

3. 胃肠道具有消化水谷，供给人体各处所需多种营养成分的作用。如胃肠部分区域出现敏感情况，应各用3分钟左右的时间对足部的胃、十二指肠、胰腺和大肠、小肠反射区进行踏板按摩。

4. 按摩人体淋巴腺，能够促进淋巴细胞迅速消灭体内的有害物质，并使其随着淋巴循环而移至排泄系统。一般的按摩时间为2分钟左右。

足部按摩后的护理

足部按摩具有活血止痛、改善循环、增强免疫力、疏经通络等作用，在按摩之后再进行足部皮肤的护理，内外结合，能够巩固按摩的疗效。

1. 清洁：浸泡双足、软化死皮，使皮肤湿润光滑，光洁的足部才可以将养护成分吸收得更彻底。浸泡后，用小刀把趾部已经软化的死皮慢慢刮掉，注意动作要轻，避免用力过大，伤害皮肤。足部的结构和皮肤相对比较特别，可以使用足部脚擦、脚形清洁刷等清洗趾缝，再用天然浮石去除多余死皮、脚垫。

2. 爽足：对于有病症的双足，不妨使用一些有针对性的护理产品，如天然舒缓足浴露、防菌浴盐、清凉薄荷爽脚粉、清爽足部喷雾、止汗除臭足部喷雾等。

3. 足膜：足部清洁后可以轻轻敷上一层足膜，能使足部皮肤晶莹白嫩。敷足膜时，从足趾到足踝，保持方向一致，时间以15分钟为宜，之后用清水洗净，根据足部皮肤的干燥程度选择适宜的乳液擦拭即可。

4. 防护：足部在过量的运动以及高跟鞋的伤害下，很容易受到损伤。日常生活中也要做好足部的防护工作，选择舒适的鞋跟、能护理脚部的鞋垫都可以减轻鞋子对脚的伤害。尤其在冬季，足部很容易受到寒冷的侵袭，足部被冻之后，可以涂上一层含有凡士林成分的药膏，第二天即可恢复。

望足诊病法

所谓"望足诊病"，主要指通过观察足部的外形及足部的关节活动诊断病症，古人称为"观趾法"。这里将一些常见的足部异常的诊断方法记述如下，仅供参考。

第1趾水肿者	有高血压或糖尿病
第1趾翘起者	有肝或胆方面的疾病
第2趾隆起者	有胃部疾病
第4趾翘起者	有便秘、风湿病等病症
走路拖脚者	有脑动脉硬化症
趾甲变形者	有头部异常症
踝部水肿者	有肾脏或循环系统方面的病症

特别注意：如在足部相应反射区发现有淤血、变色或水肿等异常情况，则其相对的脏器或部位可能有异常病症。

听足诊病法

所谓"听足诊病"，主要是指通过人行走的节奏及脚步声来诊断其健康状况。这里将一些常见的听诊方法记述如下，仅供参考。

脚步较快有规律者	性格开朗，聪明灵巧	最常见的健康型
脚步声沉重且费力者	手脚和脚膝有虚证	
脚步声缓慢低沉者	容易满腹心事，情绪不安	如长期抑郁，将会导致各种身心疾病
脚步声杂乱无章者	身体某方面或有病症，应留意健康状况，必要时问医治疗	

足部按摩规律

1. 按摩的顺序：全足按摩，应先从左脚开始，按摩3遍肾、输尿管、膀胱三个反射区，再按足底、足内侧、足外侧、足背。在按摩时，关键是要找准敏感点，这样不需要用太大力度，被按摩处就会有酸痛感觉，才会有疗效。

2. 按摩的力度：按摩力度的大小是取得疗效的重要因素，力度过小则无效果，反之则无法忍受，所以要适度、均匀。所谓适度，是指以被按摩处有酸痛感为原则；而所谓均匀，是指按摩力度要渐渐渗入，缓缓抬起，并有一定的节奏，不可忽快忽慢，时轻时重。

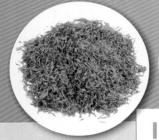

07 | 足浴
足部按摩的有益补充

概述

足浴保健疗法是足疗诸法中的一种，是通过水的温热作用、机械作用、化学作用及借助药物蒸汽和药液熏洗的治疗作用，疏通腠理、散风降温、透达筋骨、理气和血，从而达到增强心脑血管功能、改善睡眠、消除疲劳、调整亚健康状态、增强人体抵抗力等一系列保健功效。从古至今，人们深谙足部保健对人体健康的意义。"足浴"，作为足部按摩的有益补充，以其简便有效的特点，盛行千载而不衰。

认识足浴

从广义上讲，足浴也是足疗的一种。它源于我国远古时代，是人们长期社会实践的积累和总结，至今已有3000多年的历史。

足浴，俗称"泡脚"，是通过水的温热作用，并借助药液熏洗的治疗作用，达到透达筋骨、理气和血、强健体魄的一种疗养方式。足浴疗法通常分为足热水浴疗法和足药浴疗法。足热水浴疗法是指通过水的温热和波动，对足部各穴位进行持续刺激，从而畅通经络、促进气血运行、改善新陈代谢，达到防病保健的效果。足药浴疗法是指选择合适的药物，水煎去渣后再兑入温水，然后浸泡双脚。药液在水温的作用下，可渗入皮肤和黏膜被人体吸收，然后进入血液循环系统，进而输散到全身各处，达到防病、治病的效果。

足浴具有促进足部及全身血液循环、改善新陈代谢、活血通络的作用，其适用范围十分广泛，不仅适用于内科、外科、儿科、妇科及皮肤科等相关疾病，也可用于保健益寿、强身健体、美容洁肤。足浴还能明显地消除疲劳、改善睡眠、提高人体免疫力。

"春天洗脚，升阳固脱；夏天洗脚，暑湿可祛；秋天洗脚，肺润肠濡；冬天洗脚，丹田温灼。"这首民间歌谣是古代人们对足浴推崇的真实写照。历经了数千年的演变，这一传统保健疗法的精华不但被继承下来，而且得到了更大的发展。在当代，简单、有效、方便的健康理念逐步深入人心，人们更加崇尚自然健康的治病保健方法。随着药物副作用的增多和药源性疾病的不断涌现，足浴这种绿色疗法也越来越受到人们的认可和欢迎。同时足浴也成为当代人缓解压力、消除亚健康状态的新型养生之道。

健康贴士

足浴时间的要求
①每天足浴适宜次数：如一般保健足浴，每日1次即可；如针对某种疾病进行治疗性质的足浴，每日至少2次以上。
②每天足浴适宜时间：一般上午10点1次。晚上睡前1次，因为睡前泡脚对消除疲劳大有好处，可使人睡得更香，容易进入"倒床不复闻钟鼓"的境界。广为流传的俗语"饭后三百步，睡前一盆汤""睡前洗脚，胜吃补药"就是这个意思。
③每次足浴适宜时长：一般为30分钟左右，但对于慢性风湿性关节炎、慢性高血压等患者要适当延长一些。每次足浴的具体时间还需根据足浴者的年龄、性别、疾病情况等，及足浴后的感受有针对性地进行调整。

足浴的相关文献记载

| 01 | 春秋时期，《礼记》中详细记载了用中草药"熏、蒸、浸、泡"的疗法。扁鹊从中发现了用中草药泡脚祛病的方法，据说这就是中药浴足的前身。 | |

02　最早的中医理论专著《黄帝内经》把足浴疗法上升到了理论高度，有关"药浴"的记载已经非常全面。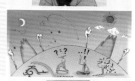

03　西汉时期《五十二病方》中出现了"温熨""药摩""外洗"等内病外治的记载。

04　成书于东汉的药物学专著《神农本草经》中的许多中药都标明了"可作浴汤"。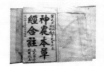

05　东汉张仲景在《伤寒杂病论》中有"狐惑病用苦参汤熏洗，脚气冲心用矾石汤泡足"的记载。

06　唐代孙思邈的《千金要方》和《千金翼方》中均对足浴药方有详细记载。

07　宋代王怀隐编的《太平圣惠方》提及了多种足浴治疗方法。

08　明初编修的我国历史上最大的方书《普济方》中，记载了足浴药方百余种。

09　明朝李时珍的《本草纲目》中记载的熏洗、药浴的药方达数百例之多。

10　清朝外治法祖师吴师机在《理论骈文》中说"临卧濯足，三阴皆起于足，指寒又从足心入，濯之所以温阴，而却寒也"，再一次强调了足浴的理疗保健功效。

用醋泡脚的方法

睡觉前，在半盆温水中加入100~150毫升醋，把脚放入其中浸泡大约30分钟，长期坚持，定会有意想不到的收获。

①消除疲劳。醋可以加速人体的血液循环，提高血红蛋白的携氧能力，改善身体各部位因疲劳而导致的缺氧状态，促进各系统的新陈代谢，有利于排出体内的二氧化碳和废气，从而使人体得到放松。

②治疗睡眠障碍。每天用醋泡脚30分钟，可以协调交感神经和副交感神经的兴奋程度，调节、舒缓、松弛过度紧张的神经，平衡阴阳，调理经络气血。

③强身健体。醋能够渗透足部表层皮肤，增强血液循环，激活、强化器官功能，清除人体血液中的废物和毒素。

④增强皮肤弹性，使皮肤变得光滑。

⑤祛除风湿，改善畏寒等不适症状。

⑥杀菌抗菌，有助于消除霉菌、治疗皮肤病。也可以起到预防感冒的作用。

足浴的注意事项

1．足药浴前要先用热水洗掉足部的细菌和汗液，然后再浸泡药液。

2．每次足浴的时间最好达到30分钟以上，但不要超过40分钟。

3．足浴的水温在40~45℃为最佳。整个足浴过程中水温要保持平稳，因为只有保持一定的温度才能保证药物效力的最大发挥，从而起到治疗疾病的最佳效果。

4．足药浴时，如能配合适当的物理刺激，如按摩、捏脚或搓脚等，效果更佳。有条件者也可以酌情使用具有加热和按摩功能的足浴盆。

5．饭前饭后的30分钟之内不可足浴。因为饭前足浴可能抑制胃液分泌，对消化不利；饭后足浴会使足部血管扩张，血容量增加，可能会导致肠胃的血容量减少，从而影响消化。

6．足浴时，由于足部及下肢血管扩张，血容量增加，可能会导致头部供血量减少，而引起头部急性缺血，出现头晕等症状。这时应暂停足浴，让患者平卧休息或给患者冷水洗脚，以缓解症状。

7．足药浴时，由于药物作用可能会引起局部皮肤过敏，这时应立即停止足浴，严重者应及时到医院就诊。

8．足药浴所用的外治药物，剂量较大，有些药物尚有毒性，故一般不宜口服。足药浴治疗完毕后，应清洗患处并拭干。

9．有足癣等传染性皮肤疾病者，应注意自身传染和交叉传染的可能。所以出于卫生角度考虑，同一家庭成员，最好有各自的浴盆。

不适宜足浴的人群

足浴可以促进血液循环，加速新陈代谢，增强免疫功能，消除紧张和忧虑的不良情绪，改善睡眠，缓解疲劳，恢复体力，从而保持人体健康，但是并不是所有的人都能进行足浴。以下均为不适宜足浴的人群：

1．严重心脏病患者，脑溢血未治愈患者，严重脑血栓患者。

2．足部有炎症、外伤或皮肤烫伤者。

3．患有出血性疾病的人群，如咯血、吐血、便血等。

4．对温度感应不灵敏者不适宜进行足浴治疗。

5．小孩如要足浴，需在成人帮助下进行。

6．处于精神紧张状态或过度疲劳的人。

足浴药方常用药材图鉴

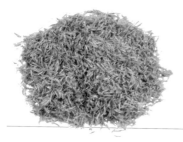

红花

性味	性温，味辛
功效	活血祛淤，温经止痛
主治	闭经、痛经、跌打损伤、淤血胁痛等

艾叶

性味	性微温，味苦
功效	温经止血，散寒止痛
主治	便血、经寒不调、腹中冷痛、泄泻久痢等

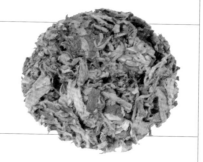

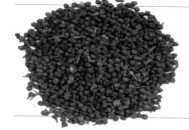

吴茱萸

性味	性热，味苦
功效	开郁化滞，散寒止痛
主治	肝胃虚寒、阴浊上逆所致的头痛或胃脘疼痛等症

桑叶

性味	性寒，味苦、甘
功效	清泄肺热，平降肝阳
主治	风热感冒、肺热燥咳、肝阳眩晕、目赤昏花等

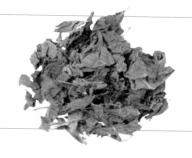

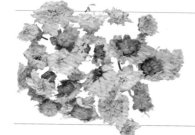

菊花

性味	性微寒，味甘、苦
功效	疏风清热，明目，解毒
主治	头痛、眩晕、目赤、心胸烦热、疔疮、肿毒等症

黄芪

性味	性微温，味甘
功效	利水消肿，益气固表
主治	慢性肠炎、慢性胃炎、经常性感冒、自汗等

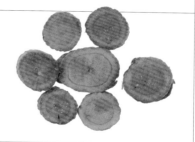

　　足部反射区是足部按摩疗法的关键所在，必须完全掌握。在此，我们以更为形象化的手绘图片对此进行说明，希望对您加深记忆有所帮助。

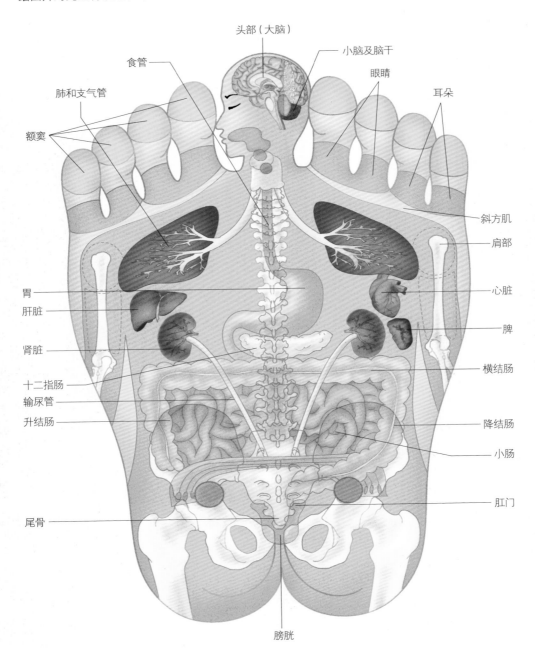

Chapter2
足部穴位与反射区

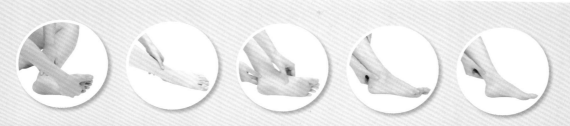

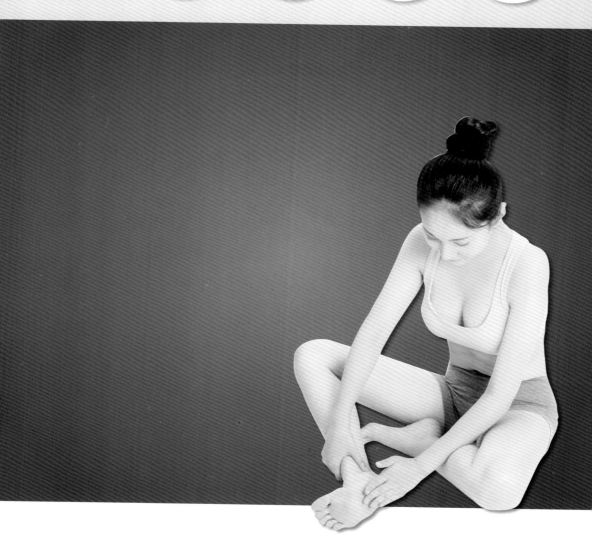

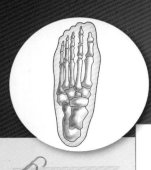

01 | 足部生理基本知识
足部结构与穴位分布

▌概述

　　人的足部结构非常精妙，由26块足骨（包括7块跗骨、5块跖骨以及14块趾骨），33个关节，20条大小不同的肌肉和114条坚强的韧带和肌腱组成。关节和韧带将足骨紧密连接，完成了足部的承重和踝关节屈伸等活动，使人能够灵活自如地行走和奔跑。同时，人的足部还有着丰富的血液循环系统，通过灵敏的神经感受器，将神经冲动传输到大脑，经大脑分析、判断，再由神经传导，调节身体状态，以适应环境。人的足底还分布着足掌垫和致密的上皮组织以及厚厚的脂肪层，这些都有助于减缓行走、奔跑时产生的震荡，适应直立行走和承重的需要。

▌足部结构

　　具体说来，足部主要包括以下几部分结构：

　　足背：与足底相对应。足底在下，足背在上，共同构成了足部。足背常成斜坡形，由足颈向下延伸至足趾。通过对足背的特殊训练，可以达到延伸腿部肌肉的作用；经常搓揉足背，也可促进人体血液循环。

　　足底：足底又称足掌、脚板等，位于身体下肢的最末端，是最直接接触地面的部分。足底着地时，前掌、后跟、外侧缘三点构成一个平面，能够支撑身体，具有稳定性。

　　足外侧：足外侧是与大腿外侧平行的侧面部位，有足踝骨，即小腿与足部的左右两侧的突起。人体立于地面时，足外侧的外侧缘会先着地。

　　足内侧：足内侧是与大腿内侧平行的侧面部位，有足踝骨，即小腿与足部的左右两侧的突起。人体立于地面的时候，内侧缘是空虚的，不直接接触地面。

　　足弓：足弓是人类进化的产物，是人与动物最重要的区别。足弓是由跗骨、跖骨的拱形砌合，以及足底的韧带、肌腱等具有弹性和收缩力的组织共同形成的，可分为纵弓和横弓。足弓可使足部具有弹性，减轻人行走、跑步及负重时，地面对人体的反冲力，还可以缓冲运动对人体内脏器官的震荡，缓解足部过度疲劳，同时还有保护足底的血管和神经免受压迫等作用，避免运动时受伤。

健康贴士

足的各局部名称

足部是人体最下部的运动器官，分布着几乎所有体内脏器的反射区，针对足部反射区的定位及按摩方向的要求，须明确足部各局部的名称和方位。根据正常人体解剖学的规定：足趾为前方，足跟为后方；足第1趾一侧为内侧，第5趾一侧为外侧；足底面为下，足背面为上，足底面又称足的掌跖面；足背的后面与小腿相连接，足和小腿之间构成踝关节。足的第1趾和其他足趾都有内侧、外侧、背面、底面、趾端、趾根等。足趾的背面有趾甲，其底面又称趾腹或趾端掌跖面。足的底面由前向后，分为掌跖前部、足心、足跟三部分。

足部的骨骼

　　人的足部由26块骨骼组成，通过关节、韧带的紧密连接，它们完成了足部的承重和踝关节屈伸等活动。

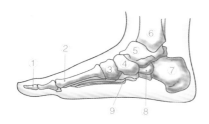
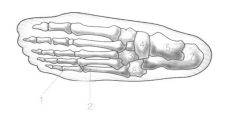

注解：①趾骨　②距骨　③楔骨　④舟状骨　⑤距骨　⑥胫骨　⑦跟骨　⑧骰骨　⑨第五跖骨粗隆

正确的走路方式

　　在日常行走和奔跑中，保护好自己的双脚不仅仅有益于足部健康，对整个身体也非常有益。

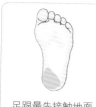

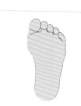
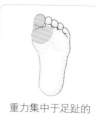

| 足跟最先接触地面 | 足趾根部和足底内侧着地 | 足趾和全脚掌一起着地 | 重力集中于足趾的根部 |

有益于足部的鞋子

　　鞋子要轻巧，鞋码大小要合适，避免走路时出现脚后跟离鞋的情况。

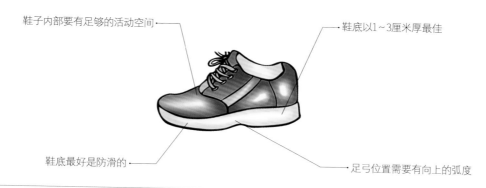

鞋子内部要有足够的活动空间

鞋底以1~3厘米厚最佳

鞋底最好是防滑的

足弓位置需要有向上的弧度

徒手寻穴法

触摸法

以拇指指腹或其他四指指腹触摸皮肤，如感到皮肤粗糙或是有针刺般的疼痛，或是有硬结，即可能是穴位所在。

抓捏法

以食指和拇指轻轻捏揉感觉异常的皮肤，如所在位置的痛感明显，且身体会自然地抽动或想逃避时，则可能是穴位所在。

按压法

以指腹轻压皮肤进行圈揉，对于抓捏皮肤时感到疼痛想逃避的部位以按压法进行确认，穴位所在位置的指腹常可触及点状、条状的硬结。

足部保健

搓足舒筋：脱掉鞋，把一个网球大小的球状物顶在足心，来回滚动1~2分钟，这样能够防止足弓抽筋或者过度疲劳。

捶足健身：用一根棒槌轻轻捶击足心，左右足各一次，每次50~100下，使之产生酸、麻、热、胀的感觉。通过捶击来刺激足底神经末梢，促进血液循环，可收到健身防病的功效。

足部的经络与穴位

作为人体组织结构的重要组成部分，经络腧穴就如同遍布人体全身上下的网状有机结构，这些人体表面看不见的点与线，纵横交错、星罗棋布，共同承载着人体生命的延续与健康的维持。足部位于身体的最末端，却与人体的各内脏器官存在着密切的联系。

在中医经络理论中，与足部紧密相关的经络有：足阳明胃经、足太阳膀胱经、足少阳胆经、足少阴肾经、足厥阴肝经和足太阴脾经。人体足部分布着十二正经中六条经脉的33个经穴，以及奇经八脉上的67个经外奇穴。

足部穴位分类

穴位，也就是腧穴，是人体脏腑经络之气输注于体表的特殊部位。足部分布的穴位很多，大体上可分为经穴和奇穴两大类。

经穴

经穴分布于十二经脉和督、任二脉循行路线上，是经络与皮肤的交会之处。经穴又称为"十四经穴"，是腧穴的主体部分。十二经脉左右各有一条，故十二经脉上的腧穴都是左右对称的，一个穴名有两个穴位；任、督二脉是"单行线"，因而任、督二脉上的腧穴是单穴，一个穴名只有一个穴位。《黄帝内经》中记载经穴共160个，至清代李学川的《针灸逢源》将经穴定为361个，便延用至今。经穴分布于十四经的循行路线上，与经脉的关系密切。中医认为经络是人体全身气血运行的通道，内脏若有疾病，体表相关部位就会呈现异常的症状。

奇穴

人类经过长期实践，总结出了足部奇穴的分布情况，具有十分重要的临床意义。奇穴是指不属于十四经脉的腧穴，又称"经外奇穴"，简称"奇穴"。奇穴有固定的穴名，也有明确的位置，主治范围比较单一，多数对某些病症有特殊疗效。包括球后、上迎香、翳明、定喘、腰眼、腰痛点、外劳宫、阑尾、胆囊、内膝眼、外膝眼等48个经外奇穴已于1987年汉城会议和1989年日内瓦会议上通过并获得一致的认可。

奇穴被确认的标准为：

1．该穴位被广泛使用；

2．该穴位对临床有效；

3．该穴位有很明确的解剖位置；

4．若一个奇穴与已存在的穴位同名，必须加上一个前缀。

人体经络系统的组成

经络系统总体上是由经脉和络脉组成，其中又可以细分为若干种，具体如下表：

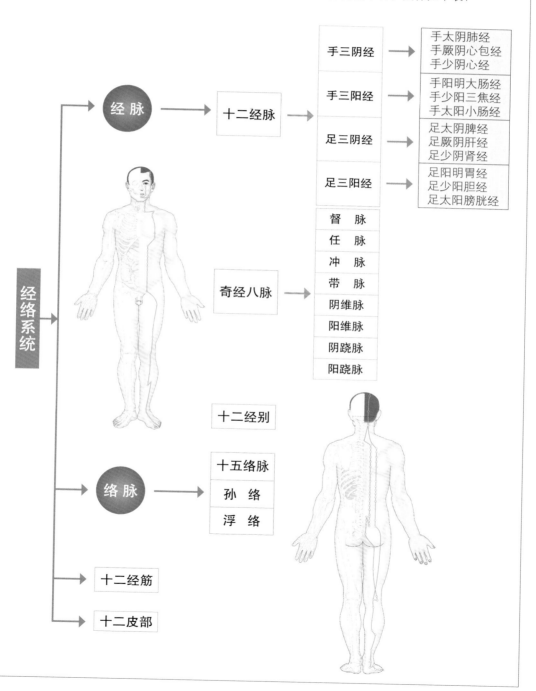

经络系统

经脉 → 十二经脉

手三阴经 → 手太阴肺经 / 手厥阴心包经 / 手少阴心经

手三阳经 → 手阳明大肠经 / 手少阳三焦经 / 手太阳小肠经

足三阴经 → 足太阴脾经 / 足厥阴肝经 / 足少阴肾经

足三阳经 → 足阳明胃经 / 足少阳胆经 / 足太阳膀胱经

奇经八脉 → 督脉 / 任脉 / 冲脉 / 带脉 / 阴维脉 / 阳维脉 / 阴跷脉 / 阳跷脉

十二经别

络脉 → 十五络脉 / 孙络 / 浮络

十二经筋

十二皮部

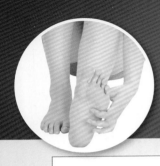

02 | 33经穴
足部经穴分布及其功能

▌概述

　　人体十二正经中，有六条经脉即足三阴经和足三阳经循行到足部。足部为足三阴经之始，足三阳经之终，有33个经穴分布在足部。这六条经脉又与手三阳经、手三阴经相连属，循行全身。

▌足部经穴分布图鉴

涌泉

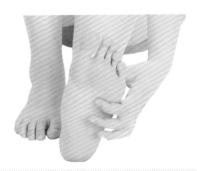

位置

在足底部，卷足时足前部凹陷处，足底第2、3趾趾缝纹头端与足跟连线的前1/3与后2/3交点上

适应证

昏厥、惊风、咽喉肿痛、口干、中风、中暑、失眠、心悸、眩晕、头痛、腹泻、足干裂、休克、高血压、小便不利

然谷

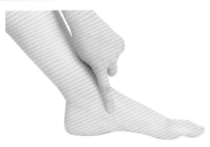

位置

足内侧缘，足舟骨粗隆下方，赤白肉际处

适应证

月经不调、咯血、遗精、阴痒、小儿脐风、消渴、足附肿痛、口噤

太溪

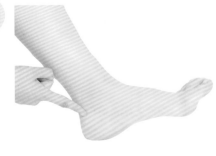

位置

足内侧后方，内踝尖与跟腱连线的凹陷中

适应证

牙痛、耳鸣、消渴、咽喉肿痛、咯血、失眠、脱发、哮喘、心绞痛、遗精、阳痿、肾炎、月经不调、腰痛、尿频、膀胱炎

大钟

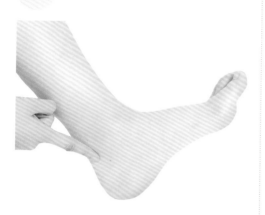

位置

足内侧内踝后下方，跟腱附着部的内侧前方凹陷处

适应证

月经不调、遗精、咯血、痴呆、癃闭、遗尿、便秘、气喘、腰痛、足心痛

照海

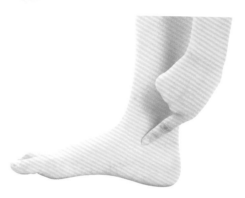

位置

足内侧内踝尖下方凹陷中

适应证

月经不调、阴挺、带下、癃闭、癫痫、失眠、咽干

水泉

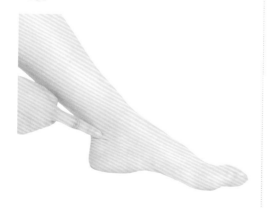

位置

足内侧内踝后下方，太溪穴直下1寸，跟骨结节的内侧上缘

适应证

月经不调、子宫脱垂、膀胱炎、尿道炎、近视

隐白

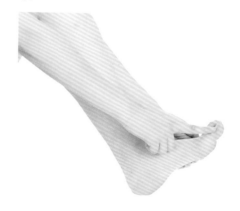

位置

足第1趾末节内侧，距趾甲角0.1寸处

适应证

腹胀、急性肠炎、消化道出血、月经过多、癫狂、慢惊风、失眠多梦

太白

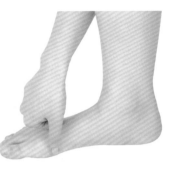

位置

足内侧缘，第1跖骨小头后下方，赤白肉际凹陷处

适应证

腹胀、腹泻、胃痛、呕吐、饮食不化、腹鸣、痢疾、便秘、腰腿酸痛、下肢神经痛、胸胁胀满

公孙

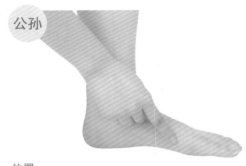

位置

足内侧缘，第1跖骨底的前下方，赤白肉际处

适应证

胃痛、呕吐、消化不良、腹痛、腹泻、痢疾、癫痫、部分妇科疾病

大都

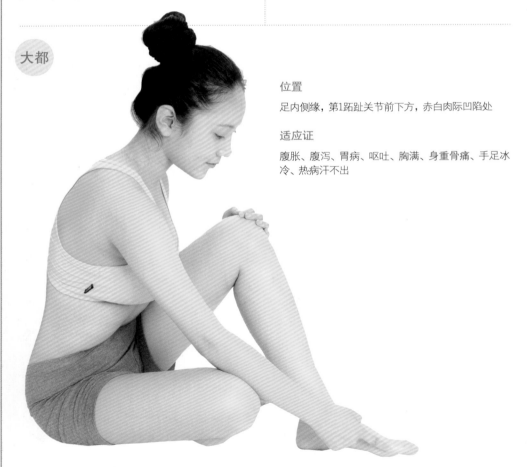

位置

足内侧缘，第1跖趾关节前下方，赤白肉际凹陷处

适应证

腹胀、腹泻、胃病、呕吐、胸满、身重骨痛、手足冰冷、热病汗不出

商丘

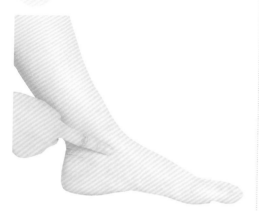

位置

足内踝前下方凹陷处，当舟骨结节与内踝尖连线的中点

适应证

腹胀、腹泻、饮食不化、黄疸、小儿痉挛、足踝肿痛

大敦

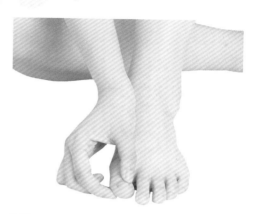

位置

足第1趾末节外侧，距趾甲角0.1寸处

适应证

疝气、崩漏、阴挺、子宫脱垂、遗尿、阴囊湿疹、目赤肿痛、便秘

太冲

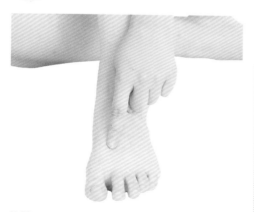

位置

足背第1、2跖骨间隙的后方凹陷处

适应证

肝胆疾病、高血压、疝气、崩漏、目赤、胁痛、癫狂、失眠、眩晕、头痛、小儿惊风、小便不利

解溪

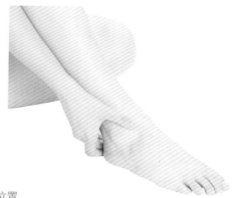

位置

足背与小腿交界处的横纹中央的凹陷处，当拇长伸肌腱与趾长伸肌腱之间

适应证

头痛、眩晕、下肢痿痹、足踝肿痛、癫狂、腹胀、便秘

行间

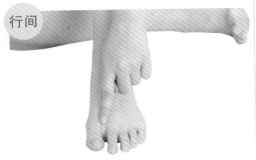

位置

足背第1、2趾间，趾蹼缘后方，赤白肉际处

适应证

头痛、雀目、胁痛、月经不调、尿痛、遗尿、小便不利、便秘、疝气、烦热失眠、膝关节痛、癫痫

中封

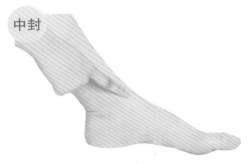

位置

足背内踝前1寸，商丘穴与解溪穴连线之间，胫骨前肌腱内侧凹陷处

适应证

遗精、尿闭、阴茎痛、疝气、肝炎、足踝肿痛

陷谷

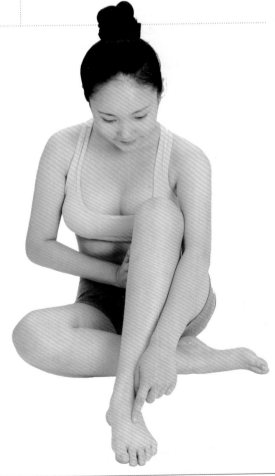

位置

足背第2、3跖骨结合部前方的凹陷中

适应证

肠鸣、腹痛、足背肿痛、目赤、颜面水肿

冲阳

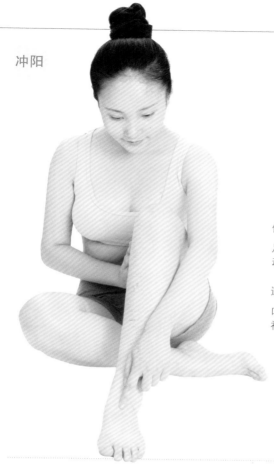

位置

足背最高点，当拇长伸肌腱与趾长伸肌腱之间，足背动脉搏动处

适应证

口眼歪斜、牙痛、食欲减退、呕吐、足背肿痛、颜面神经痛及麻痹

内庭

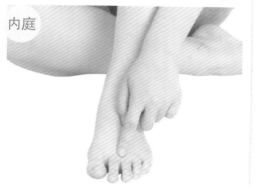

位置

足背第2、3趾间，趾蹼缘后方，赤白肉际处

适应证

齿痛、口喎、喉痹、鼻衄、腹胀、胃痛、泄泻、消化不良、足背肿痛、痢疾、热病、三叉神经痛

丘墟

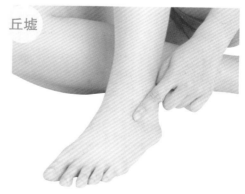

位置

足外踝前下方，趾长伸肌腱外侧凹陷处

适应证

胸胁胀痛、痢疾、下肢痿痹、外踝肿痛、脚气

厉兑

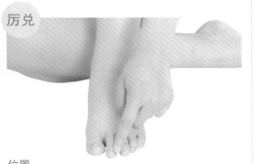

位置

足第2趾末节外侧，距趾甲角0.1寸处

适应证

齿龈炎、面肿、鼻衄、热病、失眠多梦、咽喉肿痛、癫狂

足临泣

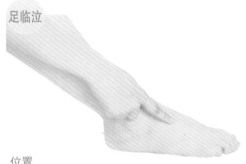

位置

足背外侧，第4跖趾关节后方，小趾伸肌腱外侧凹陷处

适应证

目疾、耳聋、偏头痛、胁肋疼痛、疟疾、足跗肿痛、乳腺炎、瘰疬

侠溪

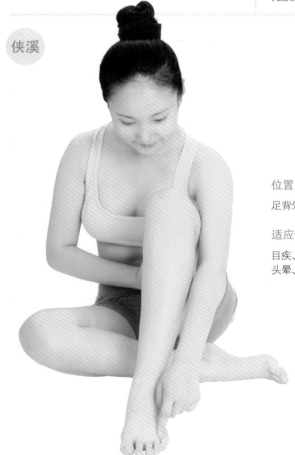

位置

足背外侧，第4、5趾间，趾蹼缘后方，赤白肉际处

适应证

目疾、耳鸣、耳聋、胁痛、热病、足背肿痛、头痛、头晕、足心热

地五会

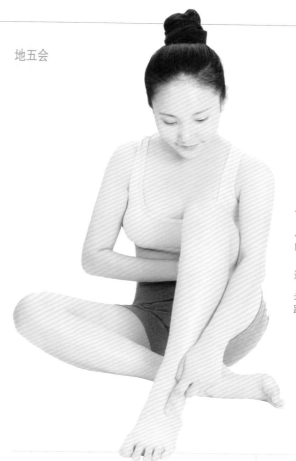

位置

足背外侧，第4跖趾关节后方，第4、5跖骨之间，小趾伸肌腱的内侧缘

适应证

头痛、目赤、耳鸣、乳痈、乳胀、胁肋胀痛、足跗肿痛

昆仑

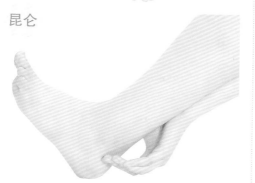

位置

足部外踝后方，外踝尖与跟腱之间的凹陷处

适应证

头痛、眩晕、鼻衄、项强、腰痛、足跟肿痛、难产、胞衣不下

足窍阴

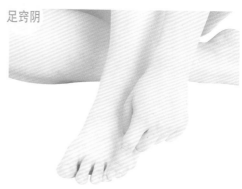

位置

足第4趾末节外侧，距趾甲角0.1寸处

适应证

偏头痛、目痛、热病、耳鸣、耳聋、咽喉肿痛、胁痛、多梦

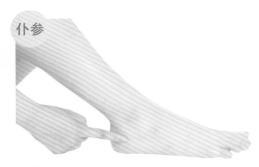

仆参

位置

足外侧部，外踝后下方，昆仑穴直下，跟骨外侧赤白肉际处

适应证

癫痫、足跟痛、下肢痿痹

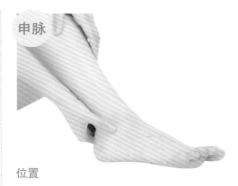

申脉

位置

足外侧，外踝直下方凹陷中

适应证

头痛、眩晕、目赤痛、失眠、嗜卧、眼睑下垂、项强、腰腿痛、癫痫、足外翻

京骨

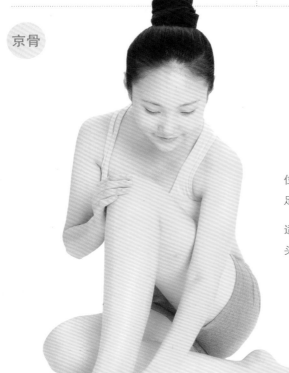

位置

足外侧，第5跖骨粗隆下方，赤白肉际处

适应证

头痛、项强、目翳、腰腿痛、癫痫、膝关节痛

金门

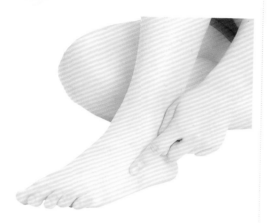

位置

足外侧，外踝前缘直下，骰骨外侧凹陷处

适应证

头痛、癫痫、腰痛、外踝肿痛、小儿惊风、下肢痹痛

束骨

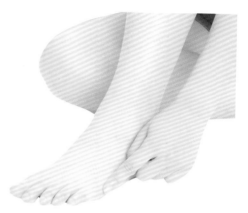

位置

足外侧缘，第5跖骨小头后方，赤白肉际处

适应证

头晕、头痛、目眩、项强、腰腿痛、癫狂

足通谷

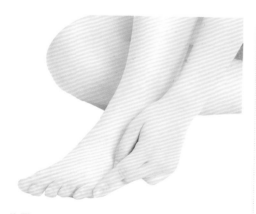

位置

足外侧，第5跖趾关节前方，赤白肉际处

适应证

头痛、目眩、鼻衄、项强、癫狂

至阴

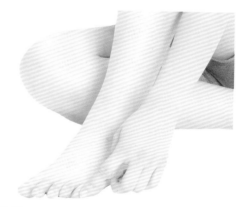

位置

足第5趾末节外侧，距趾甲角0.1寸处

适应证

头痛、目痛、鼻衄、鼻塞、胎位不正、难产、胞衣不下

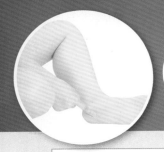

03 | 67奇穴
足部奇穴分布及其功能

概述

奇经八脉的阴跷脉、阳跷脉、阴维脉、阳维脉，都起于足部，冲脉有分支到足部，共有67个奇穴分布在足部，从而加强了足部与全身组织、器官的联系。

足部奇穴分布图鉴

失眠

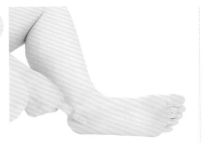

位置

足跟部，当足底中线与内、外踝尖连线相交处，即足跟中心处

适应证

足底痛、失眠

女膝

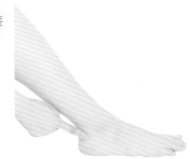

位置

足跟后正中线，赤白肉际处

适应证

惊悸、癫狂、霍乱转筋、牙槽风

1号穴

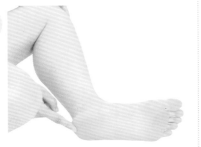

位置

足底后缘中点直上1寸处

适应证

感冒、头痛、上颌窦炎、鼻炎

2号穴

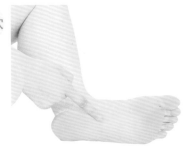

位置

足底后缘中点直上3寸，向内旁开1寸处

适应证

三叉神经痛

3号穴

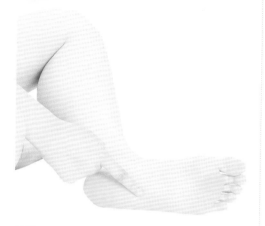

位置

足底后缘中点直上3寸处

适应证

失眠、神经衰弱、低血压、昏迷

4号穴

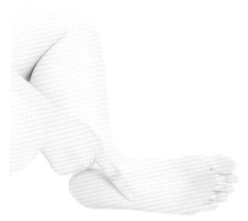

位置

足底后缘中点直上3寸，向外旁开1寸处

适应证

肋间神经痛、胸痛、胸闷

5号穴

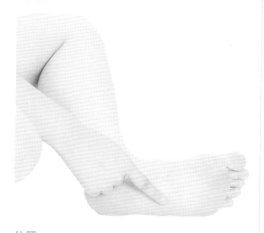

位置

足底后缘中点直上4寸，向外旁开1.5寸处

适应证

坐骨神经痛、胸痛、阑尾炎

6号穴

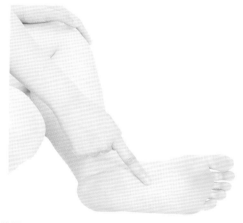

位置

足底后缘中点直上5寸，向内旁开1寸处

适应证

痢疾、肠炎、溃疡病

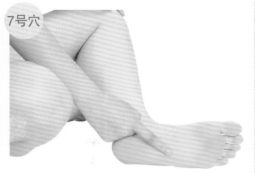

7号穴

位置

足底后缘中点直上5寸处

适应证

哮喘、大脑发育不全

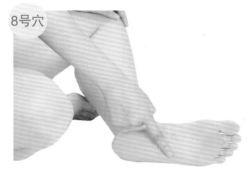

8号穴

位置

足底后缘中点直上5寸，向外旁开1寸处

适应证

神经衰弱、癫痫、神经官能症

9号穴

位置

足第1趾与第2趾趾蹼间直后4寸处

适应证

肠炎、痢疾、宫颈炎、子宫内膜炎

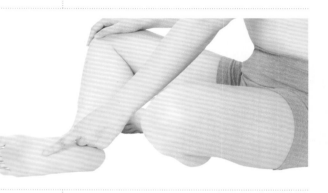

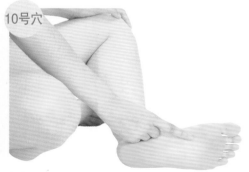

10号穴

位置

涌泉穴内旁开1寸处

适应证

急慢性肠胃炎、胃痉挛、腹痛

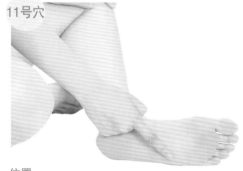

11号穴

位置

涌泉穴外旁开2寸处

适应证

肩痛、坐骨神经痛、荨麻疹

12号穴

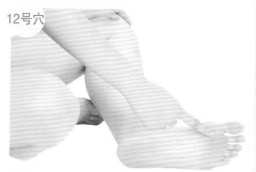

位置

足第1趾与第2趾蹼间直后1寸处

适应证

牙痛

13号穴

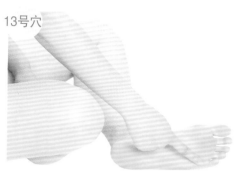

位置

足第5趾跖趾关节横纹中点直后1寸处

适应证

牙痛

14号穴

位置

足第5趾跖趾关节横纹中点

适应证

尿频、遗尿

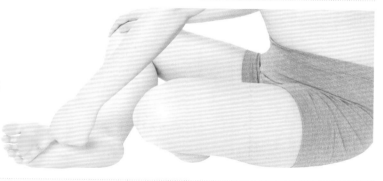

再生

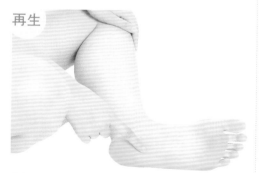

位置

3号穴直下0.5寸处

适应证

脑部恶性肿瘤、鼻衄、鼻塞

头区

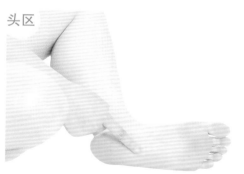

位置

3号穴直上0.5寸处

适应证

头痛、失眠

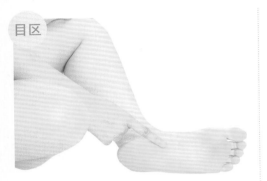

目区

位置

2号穴直上0.5寸处

适应证

目赤肿痛

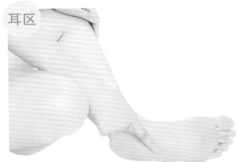

耳区

位置

4号穴直上0.5寸处

适应证

耳病

大肠区

位置

然谷穴下方1寸处

适应证

腹痛、泄泻、急性胃痛、阑尾炎

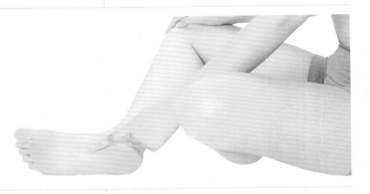

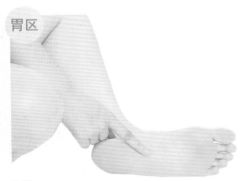

胃区

位置

大肠区点外旁开1寸处

适应证

急性胃痛、腹痛、泄泻、阑尾炎、牙痛、癫狂

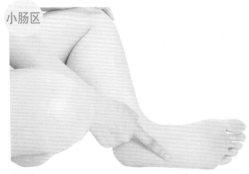

小肠区

位置

胃区点外旁开1寸处

适应证

腹痛、腹泻、阑尾炎、癃闭

脾区

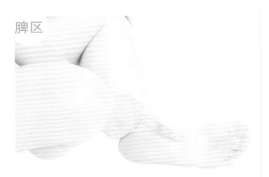

位置

大肠区点直上1寸处

适应证

疝痛、遗精、急性胃痛、小儿惊风、中风不语

心包区

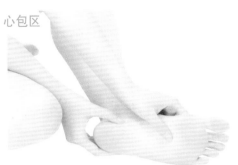

位置

胃区点直上1寸处

适应证

失眠、癫狂

肺区

位置

脾区点直上1寸处

适应证

咳嗽、胸痛

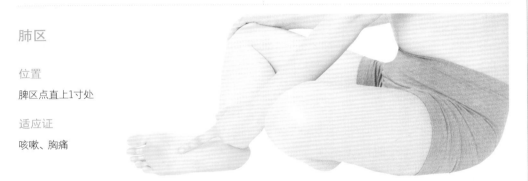

三焦区

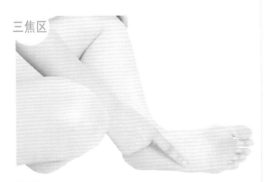

位置

小肠区点直上1寸处

适应证

咳嗽、胸痛、癃闭、耳鸣

心区

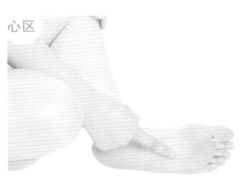

位置

心包区点直上1寸处

适应证

高血压、癫狂、高热昏迷、中风不语、失眠、遗精

胆区

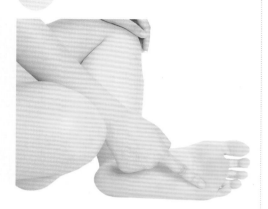

位置

11号穴直上0.5寸处

适应证

高血压、高热昏迷、小儿惊风、咳嗽、胁痛、耳鸣

肝区

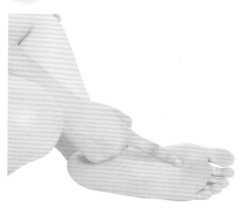

位置

肺区点直上1寸处

适应证

疝痛、睾丸痛（炎）、遗精、高血压、癫狂、高热昏迷、小儿惊风、中风不语、头痛、目赤肿痛

膀胱区

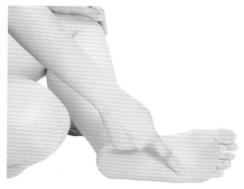

位置

11号穴直下0.5寸处

适应证

癃闭、鼻衄、鼻塞、耳鸣

肾区

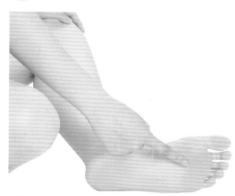

位置

心包区点直上1.5寸处

适应证

疝痛、睾丸炎、胁痛、癃闭、遗精、高血压、高热昏迷、小儿惊风、中风不语、咳嗽、牙痛、头痛、目赤痛

平痛

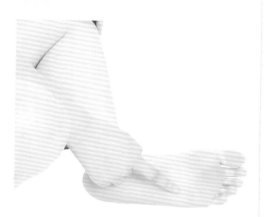

位置

11号穴内旁开1寸处

适应证

腰痛、急慢性肠胃炎、痛经

癌根1

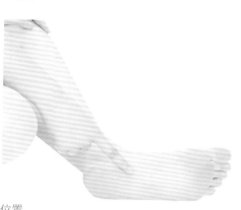

位置

足底部,第1跖跖关节向内过赤白肉际1横指,拇屈肌腱外侧

适应证

食管癌、胃癌、肝癌、淋巴转移癌、慢性粒细胞性白血病

癌根2

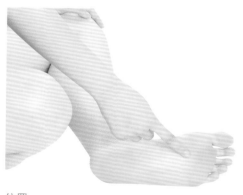

位置

足底部,第1跖趾关节(第1趾下)向后、向内过赤白肉际各1横指处

适应证

食管癌、直肠癌、宫颈癌、淋巴转移癌

癌根3

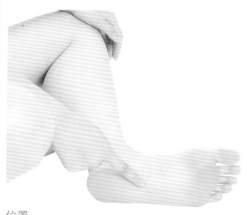

位置

足底部,直对跟距关节向内过赤白肉际1横指处

适应证

肝癌、鼻咽癌、乳腺癌

炉底三针

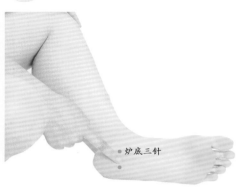

炉底三针

位置

足底部，由外踝高点至跟腱之间中点引线与足底正中线之交点前1.5寸为1穴，左右旁开0.5寸各1穴，共计3穴

适应证

高热、头痛、耳鸣、胃痛、肝脾疼痛、肠炎、便秘、痢疾、腹水、乳腺炎、瘫痪

足后四白

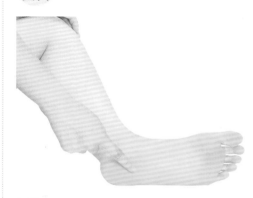

位置

足底正中线与外踝高点至跟腱之间中点引垂线的交点处

适应证

脱肛、夜尿、头痛、小儿惊厥、小儿吐乳、偏瘫、脑脊髓膜炎

内外虫曲

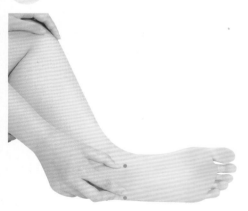

位置

在足后四白穴沿正中线上3寸处画一横线，横线与内侧缘交点为内曲线，横线与外侧缘交点为外曲线

适应证

足内翻、足外翻、下肢瘫痪

内踝尖

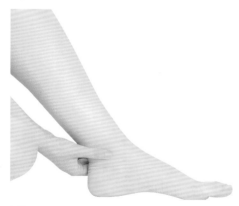

位置

足内侧部，内踝的凸起处

适应证

齿痛、足内转筋、小儿不语、恶露不止

外踝尖

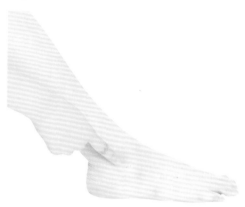

位置

足外侧部，外踝的凸起处

适应证

脚趾痉挛、牙痛、淋病、小儿重舌、脚气

八风

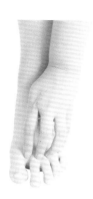

位置

足背侧，第1趾至第5趾间，趾蹼缘后方赤白肉际处，一侧4穴，左右共8穴

适应证

头痛、齿神经痛、足背肿痛、脚气、间歇热、肺淤血、月经不调、疟疾、蛇咬伤

跟平

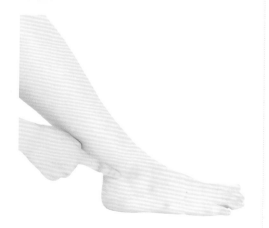

位置

足内踝尖与外踝尖连线的中点，足跟部小腿三头肌腱上

适应证

小儿麻痹后遗症

降压

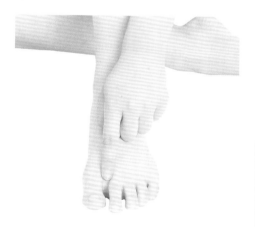

位置

大敦穴与太冲穴之间连线的中点处

适应证

高血压

趾平

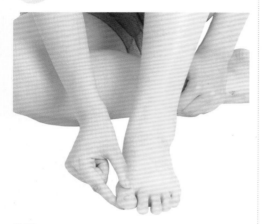

位置

足背各跖趾关节部（趾根）的中点，左右共10穴

适应证

小儿麻痹症、足下垂

15号穴

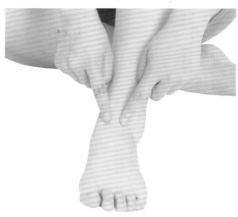

位置

足背部，踝关节横纹中点直下0.5寸，两旁凹陷处各1穴

适应证

腰腿疼痛、腓肠肌痉挛

16号穴

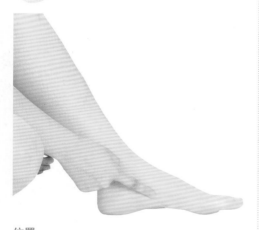

位置

足内侧，舟骨突起上凹陷处

适应证

高血压、腮腺炎、急性扁桃体炎

17号穴

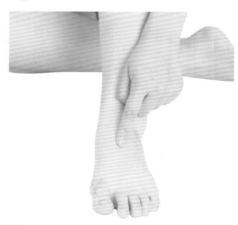

位置

足背部，踝关节横纹中点直下2.5寸处

适应证

心绞痛、哮喘、感冒

18号穴

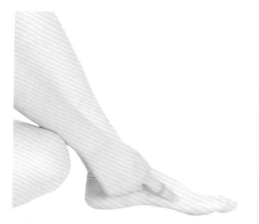

位置

足背第1跖骨头内，前凹陷中

适应证

胸痛、胸闷、急性腰扭伤

19号穴

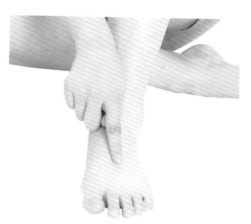

位置

足背第2、3趾间趾蹼缘后3寸处

适应证

头痛、中耳炎、急慢性肠胃炎、溃疡病

20号穴

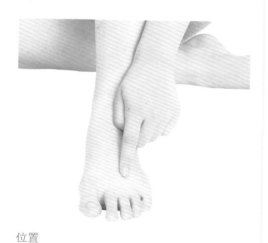

位置

足背第3、4趾间趾蹼缘后2寸处

适应证

落枕

21号穴

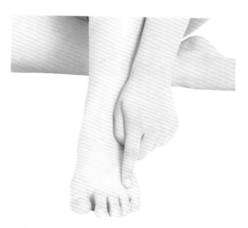

位置

足背第4、5趾间趾蹼缘后0.5寸处

适应证

坐骨神经痛、腮腺炎、扁桃体炎

22号穴

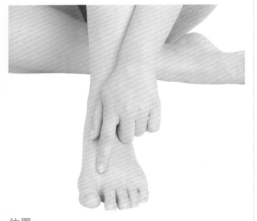

位置

足背第1、2趾间趾蹼缘后1寸处

适应证

急性扁桃体炎、流行性腮腺炎、高血压

23号穴

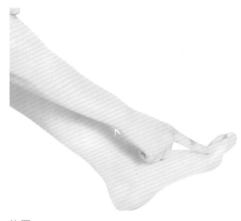

位置

足背前缘，拇长伸肌腱内侧跖趾关节处

适应证

高血压、腮腺炎、急性扁桃体炎、荨麻疹、湿疹

24号穴

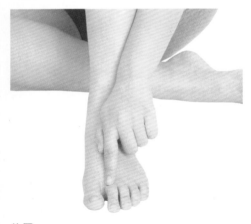

位置

足背第2趾近端趾间关节内侧，赤白肉际处

适应证

头痛、中耳炎

25号穴

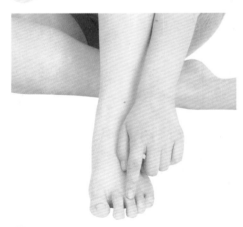

位置

足背第3趾近端趾间关节内侧，赤白肉际处

适应证

头痛

26号穴

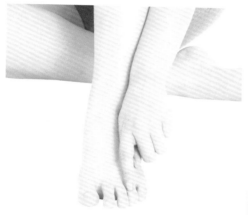

位置

足背第4趾近端趾间关节内侧，赤白肉际处

适应证

头痛、低血压

27号穴

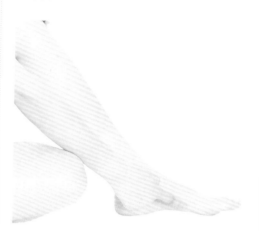

位置

足内侧缘，太白穴与公孙穴连线的中点

适应证

癫痫、神经衰弱、癔症

28号穴

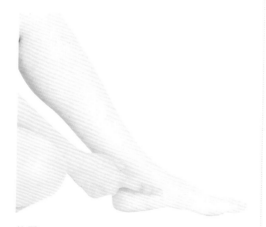

位置

足内侧舟状骨突起下，后凹陷中

适应证

痛经、功能性子宫出血、附件炎

29号穴

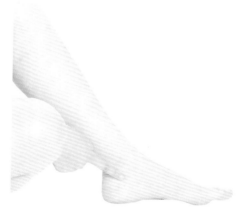

位置

足内侧内踝正中直下2寸处

适应证

功能性子宫出血、支气管炎、支气管哮喘

30号穴

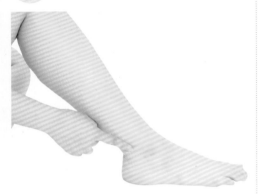

位置

足外踝后上方，昆仑穴直上1寸处

适应证

坐骨神经痛、腰痛、头痛

截根

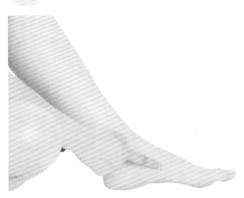

位置

足内侧，舟骨粗隆下方凹陷直下0.5寸，然谷穴下方0.5寸处

适应证

喉癌、鼻咽癌、食管癌、胃癌、乳腺癌、子宫内膜癌、宫颈癌、肝癌、直肠癌、肺癌

重肾

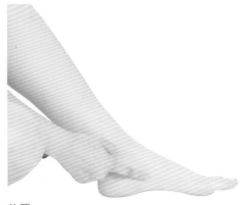

位置

足内踝前缘直下0.5寸，足内侧下缘向足跖移行部，即照海穴下0.5寸，前0.5寸处

适应证

小儿疝气

松弛

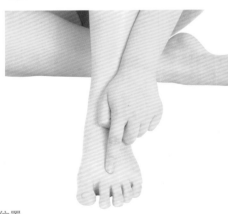

位置

足背第2、3跖骨小头的后缘凹陷稍近内侧处，即内庭穴与陷谷穴之间稍近内侧处

适应证

阑尾切除手术后被麻醉腹肌的紧张与疼痛

旁谷

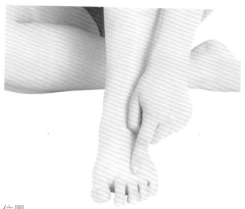

位置

足背第3、4跖骨间前1/2段的中点处，即陷谷穴外侧，相隔第3跖骨

适应证

小儿麻痹后遗症

足部按摩师的要求

要达到有效的足底按摩，需要刺激足部的反射点。正确的足部保健按摩手法非常重要，因此对按摩师的要求比较高，主要要求如下：

1、手法正确

足疗按摩需要掌握正确的手法才能在准确的反射区上进行按摩，以取得消除疲劳或治疗疾病的效果。

2、准确找到穴位和反射区

人体的脚上有众多的穴位和反射区，分别与体内的主要脏器相对应，只有受过专业训练的按摩师推拿手法得当，才可以取得相应的治疗效果，反之，则会带来诸多弊端。因此能否准确找到足底反射区是判断按摩师专业水准的重要因素之一。

足中冲

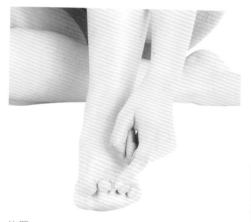

位置

足第3趾趾腹顶端

适应证

癫痫、心力衰竭、头痛

里内庭

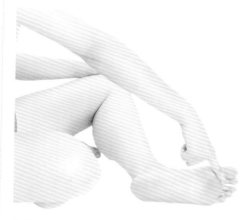

位置

足底第2、3趾趾缝之间，与足背内庭穴相对处

适应证

癫痫、小儿惊风、足趾疼痛、消化不良、急性胃痛

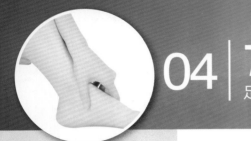

概述

人体各器官和部位在足部都有着相对应的区域，可以反映相应脏腑器官的生理、病理信息，这就是所谓的"足部反射区"。运用按摩手法刺激这些反射区，可以调节人体各部分的功能，取得防病治病、自我保健的效果。

足部反射区图鉴

肾上腺反射区

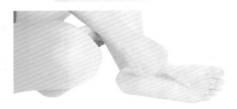

位置
双足足底第2、3跖骨与跖趾关节所形成的脚掌中央"人"字形交叉凹陷偏外侧

操作
用中指扣拳法，向敏感点深部多次按压，以出现胀痛或酸麻为佳

适应证
肾上腺皮质功能亢进或减退、各类感染、炎症、疼痛、过敏性疾病、哮喘、风湿病、关节炎、心律不齐、高血压等

肾反射区

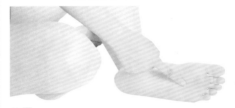

位置
双足足底第2、3跖骨近端的1/2，即足底前中央凹陷处

操作
用食指或中指的第1指间关节面，由脚趾向足跟方向稍慢推至输尿管反射区

适应证
各种肾脏疾病、泌尿系统感染、水肿、风湿病、关节炎、高血压、低血压、贫血、动脉硬化、静脉曲张、耳鸣、湿疹等

输尿管反射区

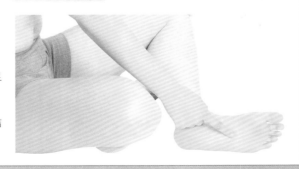

位置
双足足底膀胱反射区和肾反射区之间，呈斜形带状区

操作
用食指和中指的第1指间关节面，由足趾向足跟推至膀胱反射区

适应证
泌尿系统感染、排尿困难、输尿管结石、输尿管狭窄、肾盂积水、毒血症、尿毒症、高血压、动脉硬化、关节炎等

膀胱反射区

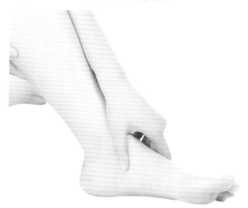

位置
双足内踝前下方，舟骨下方，拇展肌内缘旁

操作
用食指或中指第1指间关节顶点做定点按压3~6次

适应证
泌尿系统感染、高血压、各种结石病、动脉硬化等

额窦反射区

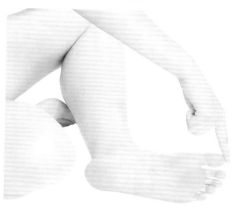

位置
十趾靠近趾端1厘米的范围内，左额窦反射区在右足上，右额窦反射区在左足上

操作
一手握脚固定，另一手食指、中指两指弯曲，以中指关节施压6次以下

适应证
头痛、失眠、发热、感冒及眼、耳、鼻疾患等

脑垂体反射区

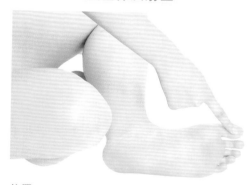

位置
双足第1趾趾腹的中间偏内侧处

操作
用拇指点揉按法，由下向上按压

适应证
内分泌失调、遗尿、小儿发育不良、更年期综合征等

小脑及脑干反射区

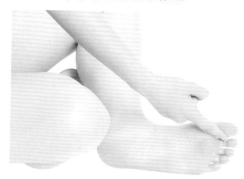

位置
双足第1趾根部外侧（靠近第2趾处），左部分、右部分小脑及脑干反射区分别在右足、左足

操作
用扣指法或中指扣拳法，定点按压，节奏稍缓，力度适中

适应证
脑萎缩、脑震荡、脑肿瘤、痴呆、头痛、失眠、头晕、心律不齐、心跳过缓、心跳过速、高血压、肌腱或关节疾病等

三叉神经反射区

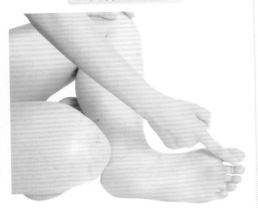

位置
双足第1趾趾腹外侧（靠近第2趾一侧），左侧、右侧三叉神经反射区分别在右足、左足上

操作
用拇指点揉按法，以拇指点端施力揉按

适应证
头面部及眼、耳、鼻、牙疾患，偏头痛、眼眶痛、面神经瘫痪、腮腺炎、中风、斜视、失眠等

鼻反射区

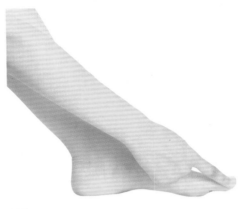

位置
双足第1趾趾腹内侧边缘延伸到趾甲根部，呈"L"形区域，左、右鼻反射区分别在右足、左足上

操作
用拇指点揉按法，以拇指点端施力按揉，节奏稍缓

适应证
急慢性鼻炎、鼻塞、过敏性鼻炎、鼻衄、鼻窦炎及上呼吸道疾病等

颈项反射区

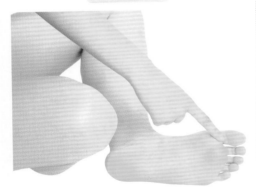

位置
双足第1趾趾根区域，左、右颈项反射区分别在右足、左足上

操作
用食指指端沿着脚背面第1趾趾根部，由内向外侧推压，均匀施力

适应证
颈部酸痛、颈部损伤、落枕、颈椎病、高血压、消化道疾病等

颈椎反射区

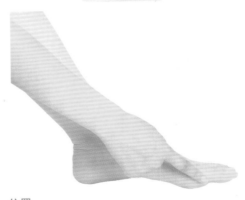

位置
双足第1趾趾根部内侧横纹的尽头处

操作
用食指第2关节内侧固定于反射区，以拇指点端在其上施力，定点按压

适应证
各种颈椎病变、颈项僵硬或疼痛等

甲状旁腺反射区

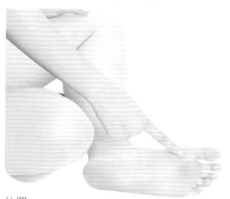

位置
双足足底内侧缘，第1跖趾关节前方凹陷处

操作
用拇指在关节缝处定点按压

适应证
甲状腺功能减退或功能亢进引起的病症、失眠、喉及气管痉挛、惊厥等

甲状腺反射区

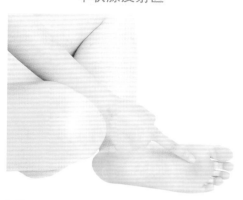

位置
双足足底第1跖骨与第2跖骨之间，沿第1跖骨向内呈"L"形带状区域

操作
一手握足背，另一手由足跟向足趾方向推按

适应证
心悸、失眠、情绪不稳、消瘦、肥胖、甲状腺炎、甲状腺肿大、甲状腺功能亢进或减退等

眼反射区

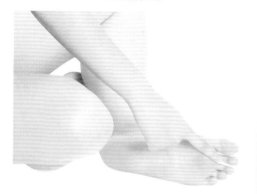

位置
双足第2、3趾的中部与根部（包括足底和足背两个位置）。左、右眼的反射区分别在右足、左足上

操作
用食指或中指关节在反射区的趾根部、横纹处取4个方向施力按压

适应证
结膜炎、视神经炎、青光眼、白内障、迎风流泪、近视、远视、斜视等

耳反射区

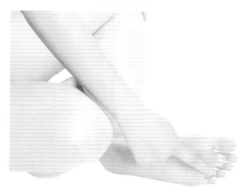

位置
双足第4、5趾的中部与根部（包括足底和足背两个位置）。左、右耳反射区分别在在右足、左足上

操作
用食指或中指关节在反射区的趾根部、横纹处取3个方向按压

适应证
耳疾、鼻咽癌、眩晕、晕车、晕船等

斜方肌反射区

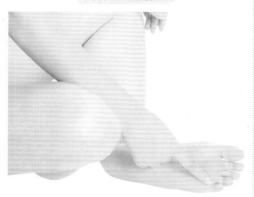

位置
双足足底耳、眼反射区下宽约1指的横带状区域

操作
用拇指点在其上施力，中指置于第1趾与第2趾间不施力，节奏轻缓

适应证
肩、颈、上肢及背部疼痛，肩关节活动受限，手酸麻无力，落枕等

肺及支气管反射区

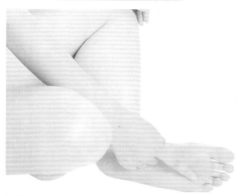

位置
肺反射区位于斜方肌反射区下方1拇指宽的带状区域，支气管反射区为肺反射区的中部向第3趾延伸的区域

操作
用食指横按法，一手持足背，另一手食指第2指节向内和向外分别推刮

适应证
胸闷、上呼吸道炎症、支气管炎、肺炎、肺结核、肺气肿等

胃反射区

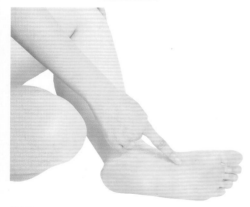

位置
双足足底第1跖趾关节后方，约1横指宽处

操作
一手握足，另一手食指第2指节背面横向施力，由足趾向足跟方向推按

适应证
胃部疾病、消化不良、糖尿病、胰腺炎、胆囊疾病等

脾反射区

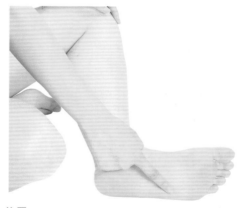

位置
左足足底第4、5跖骨之间，心脏反射区下1横指处

操作
用食指、中指扣拳法，一手握足背，另一手的食指、中指两指第1指间关节顶点揉压

适应证
消化系统疾病、发热、高血压、肌肉酸痛、炎症、皮肤病等，可增强人体免疫力及抗癌能力

降结肠反射区

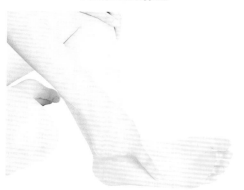

位置
左足足底第5跖骨底沿骰骨外缘至跟骨前缘外侧，与足外侧平行的竖带状区域

操作
采用食指、中指扣拳法，一手握足背，另一手食指、中指两指第1指间关节顶点施力从足趾到足跟推按

适应证
便秘、腹泻、急慢性肠炎等

胰反射区

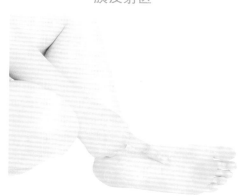

位置
双足足底第1跖骨中下段，在十二指肠反射区和胃反射区之间

操作
采用食指横按法，一手握足，另一手食指第2指节背面横向施力，由足趾向足跟方向推按

适应证
胰腺炎、胰腺肿瘤、糖尿病、消化系统疾患、胰腺功能减退或亢进等

十二指肠反射区

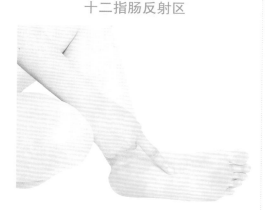

位置
双足足底第1跖骨与第1楔骨关节的前方，胰反射区下缘1横指处

操作
一手握足，另一手食指第2指节背面横向施力，由足趾向足跟方向推按，3~6次

适应证
十二指肠疾病、消化不良、腹胀、食欲不振、发育不良、食物中毒等

小肠反射区

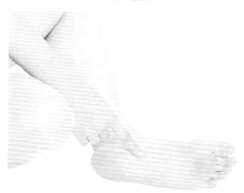

位置
双足足底楔骨到跟骨的凹陷处，为升结肠、横结肠、降结肠等反射区所包围的区域

操作
一手握足背，一手半握拳，食指、中指第1指间关节顶点垂直施力，往足跟方向刮按

适应证
小肠炎症、胃肠胀气、腹泻、腹痛、免疫功能低下、发热、心脏病等

横结肠反射区

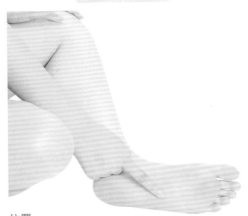

位置
双足足底中间，第1~5跖骨底部与第1~3楔骨、骰骨交界处，横越足底呈横带状

操作
采用食指、中指扣拳法，一手握足背，另一手的食指、中指第1指间关节外端施力

适应证
腹痛、腹泻、便秘、结肠炎等

乙状结肠及直肠反射区

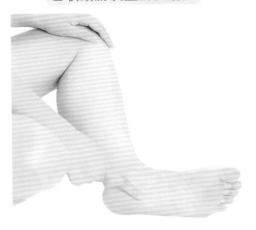

位置
左足足底跟骨前缘，横带状区域

操作
采用食指、中指扣拳法，一手握足背，另一手食指、中指两指中节内侧缘顶点施力由外向内侧推按

适应证
直肠疾病、结肠炎、肛裂、肠息肉、便秘、痔疮等

肛门反射区

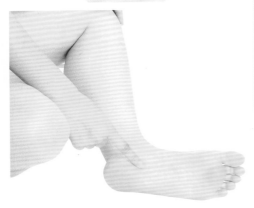

位置
左足足底跟骨前缘，直肠反射区末端，约近于足底内侧拇展肌外侧缘，与膀胱反射区相邻

操作
采用食指、中指扣拳法，一手握足背，另一手食指、中指两指第1指间关节顶点施力垂直定点按压

适应证
痔疮、肛周炎、直肠癌、便秘、肛裂、脱肛等

肝反射区

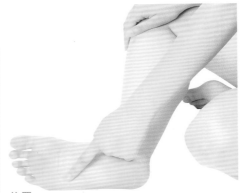

位置
右足足底第4、5跖骨间，肺反射区下方及足背上与该区域相对应的位置

操作
采用食指、中指扣拳法，一手握足背，另一手食指、中指两指中节顶点施力垂直定点按压

适应证
肝脏疾病、血液疾病、高脂血症、中毒、消化不良、眼病、胆囊炎、肾脏疾病等

胆囊反射区

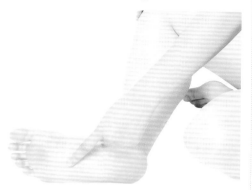

位置
右足足底第4跖骨与第5跖骨间，肝脏反射区内下方，即第3、4跖骨间的反射区深部

操作
用食指、中指扣拳法，一手握足背，另一手食指、中指两指中节内侧缘顶点施力定点按压

适应证
胆囊疾病、肝脏疾病、黄疸、消化不良、失眠、皮肤病、痤疮等

盲肠及阑尾反射区

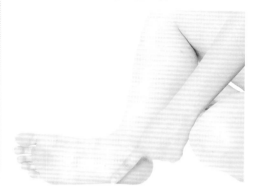

位置
右足足底跟骨结节的前方，第4、5趾间的垂直线上

操作
采用食指、中指扣拳法，一手持足背，另一手食指、中指两指第1指间关节顶点施力定点按压

适应证
阑尾炎、下腹部胀痛等

回盲瓣反射区

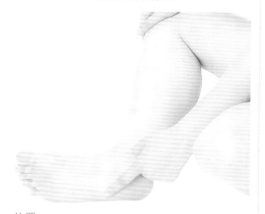

位置
右足足底跟骨前缘靠近外侧部位，在盲肠反射区的上方

操作
采用食指、中指扣拳法，另一手持足背，一手食指、中指两指第1指间关节顶点施力定点按压

适应证
回盲瓣功能失常、腹胀等

升结肠反射区

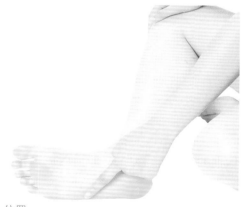

位置
右足足底小肠反射区外侧与足外侧缘平行，从足跟前缘至第5跖骨底部，呈竖带状的区域

操作
采用食指、中指扣拳法，一手持足背，另一手食指、中指两指第1指间关节顶点垂直施力，从足跟向足趾缓慢推按

适应证
肠炎、腹泻、腹痛、便秘、便血等

腹腔神经丛反射区

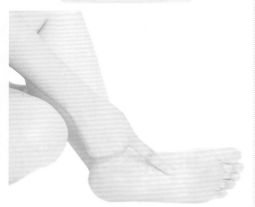

位置
双足足底第2、3跖骨之间，肾反射区与胃反射区周围

操作
采用双拇指点推按法，拇指点端沿着肾反射区两侧由下向上推按

适应证
神经性胃肠疾患、胸闷、腹胀、腹病、胃痉挛、烦躁等

足底部生殖腺反射区

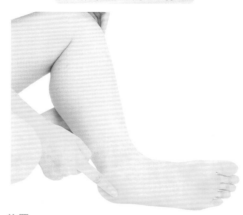

位置
双足后跟跟骨中央深凹部位

操作
采用食指、中指扣拳法，一手握足跟，另一手食指、中指两指第1指间关节顶点施力，垂直定点缓慢按压

适应证
性功能低下、子宫肌瘤、不孕症、月经不调、痛经、阳痿、前列腺增生、痴呆、更年期综合征等

足外侧生殖腺反射区

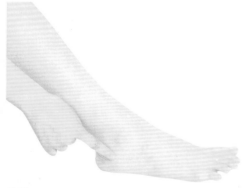

位置
双足外踝后下方，呈三角形的区域，敏感点在踝关节靠后

操作
采用食指扣按法，一手握足，另一手拇指点固定足底，食指第2指节侧缘由上而下刮压

适应证
性功能低下、不孕症、月经不调、痛经、阳痿、前列腺增生、子宫肌瘤、卵巢囊肿、痴呆等

胸椎反射区

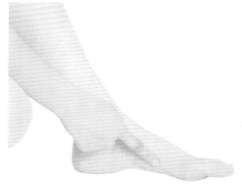

位置
双足足弓内侧边缘，从第1跖骨到楔骨关节的区域

操作
采用拇指压推法，一手握足，一手拇指指腹施力，从足趾至足跟推压

适应证
胸背部酸痛、胸椎椎间盘突出、胸腔脏器病变、胸椎骨质增生、胸椎神经分布的相关脏器病变等

腰椎反射区

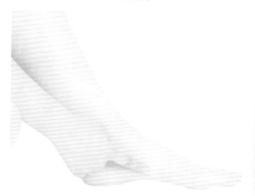

位置
双足足弓内侧边缘，第1楔骨至舟骨之下方，上接胸椎反射区，下连骶骨反射区

操作
采用拇指压推法，一手握足趾，另一手拇指指腹施力，由足趾向足跟多次推压

适应证
腰背酸痛、腰椎骨质增生、腰椎间盘突出症、腰肌劳损、腰椎神经分布的相关脏器病症、坐骨神经痛等

骶椎反射区

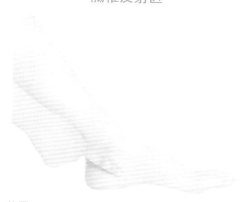

位置
双足足弓内侧边缘，沿距骨后方到跟骨止，前接腰椎反射区，后连内侧尾骨反射区

操作
采用拇指压推法，一手握足趾，另一手拇指点端施力，由足趾向足跟多次推压

适应证
骨质增生、髋关节损伤、坐骨神经痛、盆腔脏器病变等

内侧尾骨反射区

位置
双足跟骨内侧，沿跟骨结节向前方外侧，呈"L"形区域

操作
一手握足外侧，另一手拇指固定足底，食指第2指间关节内缘施力，由骶骨反射区后方向足跟方向按摩

适应证
坐骨神经痛、尾骨损伤后遗症、生殖系统病变等

外侧尾骨反射区

位置
双足跟骨外侧，沿跟骨结节向前方外侧，呈"L"形区域

操作
一手握足外侧，另一手食指第1指间关节垂直定点施力，沿足跟底内缘刮压

适应证
尾骨损伤后遗症、下肢酸痛、坐骨神经痛等

内侧坐骨神经反射区

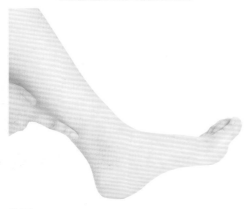

位置

足内踝关节后上方，沿胫骨后缘上行至胫骨内侧髁下

操作

采用拇指压推法，一手握足，另一手拇指指端施力，由踝关节上1寸凹陷处向上多次推按

适应证

坐骨神经痛、坐骨神经炎、小腿疼痛、糖尿病、下肢循环障碍症等

外侧坐骨神经反射区

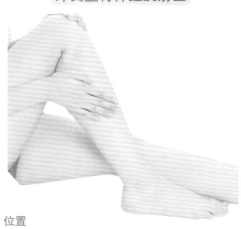

位置

足外踝前缘沿腓骨前面向上至腓骨小头处

操作

采用拇指压推法，一手持足，另一手拇指指腹施力推按

适应证

坐骨神经痛、坐骨神经炎、小腿疼痛、糖尿病、下肢循环障碍症等

尿道及阴道反射区

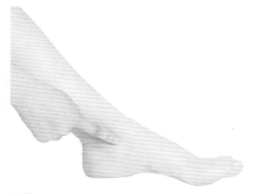

位置

自膀胱反射区斜向上延伸，经距骨止于内踝后下方，在双足跟内侧

操作

一手握脚，另一手食指、中指两指第1指间关节侧缘施力，由子宫反射区向膀胱反射区推按

适应证

尿路感染、尿道炎、尿道肿瘤、排尿困难、尿频、尿失禁、阴道炎、阴道肿物、生殖系统疾病等

髋关节反射区

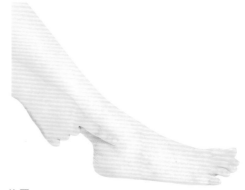

位置

双足外踝、足内踝关节下侧边缘，呈弧形区域，外踝下为髋关节，内踝下为股关节，共4个位置

操作

采用拇指压推法，一手握足，另一手拇指点端施力，在内踝、外踝下缘从前向后多次推压

适应证

髋关节疾病、股骨骨折、股骨头坏死、坐骨神经痛、腰背酸痛等

直肠及肛门反射区

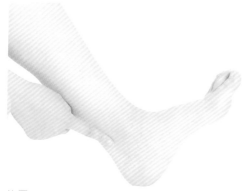

位置
双小腿胫骨内侧及踝后沟内，从内踝后方向上延伸4横指的带状区域

操作
采用拇指压推法，一手握足，另一手拇指指端微施力，沿内踝后方向上多次推按

适应证
痔疮、直肠炎、直肠癌、便秘、腹泻、肛裂、静脉曲张等

腹股沟反射区

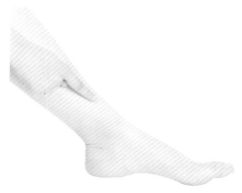

位置
双足内踝尖上2横指的胫骨内侧凹陷处

操作
采用拇指点按法，一手轻轻持足，另一手拇指在腹股沟反射区定点多次揉按

适应证
生殖系统病变、前列腺增生、性功能低下等

前列腺或子宫反射区

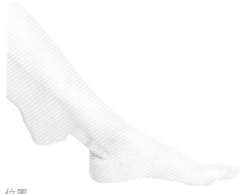

位置
足跟内侧，内踝后下方，呈三角形区域

操作
采用食指刮压法，一手握足内侧，另一手食指第2指间关节侧缘从髋关节反射区后缘向足跟多次刮压

适应证
前列腺炎、尿频、排尿困难、尿血、下肢乏力、痛经、月经不调、子宫肌瘤、子宫脱垂、子宫内膜炎、白带过多等

下腹部反射区

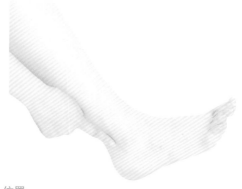

位置
双小腿腓骨外侧后方，自足外踝后方向上延伸4横指，呈带状凹陷区域

操作
采用拇指压推法，一手握足趾，另一手拇指点端施力，由踝关节后往上多次推按

适应证
膀胱炎、前列腺炎、疝气、便秘、直肠炎、痛经、闭经、盆腔炎等

膝反射区

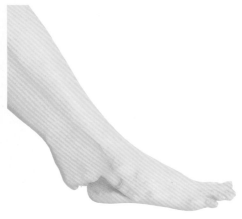

位置
双足外侧第5趾骨与跟骨间凹陷处

操作
采用食指扣拳法，一手握足，另一手食指第1指间关节顶点绕膝反射区周边揉按

适应证
膝关节痛、膝关节炎、膝关节损伤、肘关节病变等

肘反射区

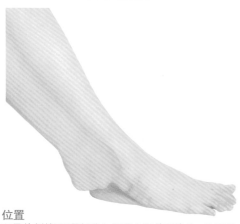

位置
双足外侧第5跖骨粗隆与跟骨之间的凹陷处，为足后跟骨之三角形凹陷区域

操作
采用食指、中指扣按法，一手握足内侧，另一手食指、中指两指第1指间关节顶点施力多次按压

适应证
肘关节炎、肘关节酸痛、肘关节损伤、膝关节痛等

肩反射区

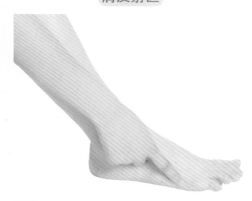

位置
双足足底外侧，第5跖趾关节处，及足背第5趾外缘与凸起的趾骨与跖骨关节处，左、右肩反射区分别在右足、左足上

操作
一手持足内侧，另一手食指第1指间关节从外侧足背、足底向趾端多次推按

适应证
手臂乏力、手麻、肩背酸痛、肩关节脱位等

肩胛骨反射区

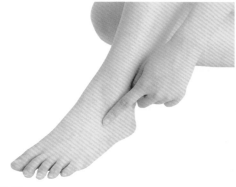

位置
双足足背外侧，沿第4、5跖骨间延伸到骰骨处，并稍向两侧分开的带状区域

操作
采用双拇指点推按法，双手拇指指端自足趾沿足背至骰骨处，分开多次推按

适应证
肩背酸痛、颈肩综合征、肩关节活动受限、胸椎病变等

上颌反射区

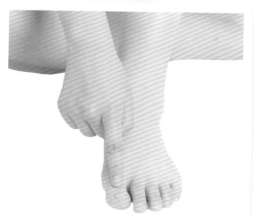

位置
双足足背第1趾趾关节横纹前方的带状区域

操作
采用拇指指端中等力度揉按

适应证
上牙周病、牙痛、龋齿、口腔溃疡、打鼾、上颌关节功能紊乱、上颌感染、味觉障碍等

下颌反射区

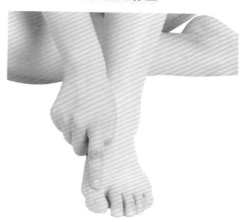

位置
双足足背第1趾趾关节横纹后方的带状区域

操作
采用拇指指端中等力度揉按

适应证
下颌关节功能紊乱、下牙周病、牙痛、龋齿、下颌窦炎症、打鼾、味觉障碍等

扁桃腺反射区

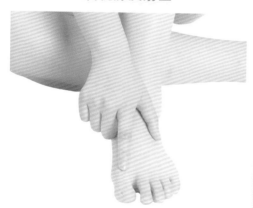

位置
双足足背第1趾近端趾间关节后方，拇长伸肌的左、右两侧

操作
采用双拇指点扣拳法，双手拇指指端揉压，节奏缓慢，力度适中

适应证
上呼吸道感染、扁桃腺疾病、发热、感冒等

喉及气管反射区

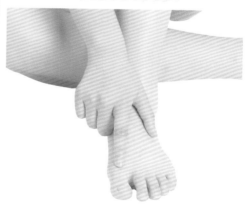

位置
双足足背第1、2跖趾关节趾缝处区域

操作
采用食指、中指捏压法，中指指端相佐，食指指端以中等力度捏压

适应证
咽喉肿痛、咽喉炎、气管炎、咳嗽、气喘、失声、声音沙哑、感冒等

胸部淋巴腺反射区

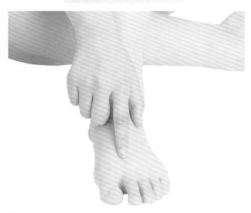

位置
双足足背第1、2跖骨间骨缝深处，呈条状的区域

操作
采用食指、中指捏压法，中指指端相辅、食指指端多次捏压施力，沿第1跖骨外侧向足趾方向捏按

适应证
各种炎症、肿瘤、乳房或胸部肿块、胸痛、免疫力低下等

内耳迷路反射区

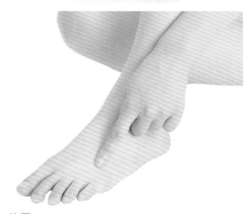

位置
双足足背第4、5跖骨间凹陷较深的部位

操作
采用食指、中指捏压法，中指指端相辅、食指指端以中等力度多次捏压

适应证
头晕、目眩、晕车、晕船、昏迷、高血压、低血压、美尼尔氏综合征、平衡障碍等

胸及乳腺反射区

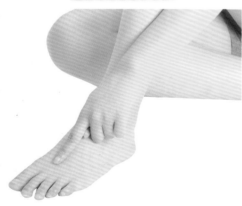

位置
双足足背第2、3、4跖骨之间的区域

操作
采用双拇指点推按法，双手拇指指腹前后紧靠从足趾向心方向多次推按

适应证
胸部疾病、乳腺疾病、结核病、感冒、气喘等

横膈膜（膈）反射区

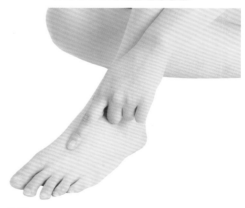

位置
双足足背第1~5跖骨、楔骨关节处，横跨足背的带状区域

操作
采用双食指刮压法，双手食指侧缘自足背凸起处向两侧多次刮压

适应证
打嗝、恶心、呕吐、腹胀、腹痛、老年性消化不良、膈肌痉挛、神经功能紊乱等

内侧肋骨反射区

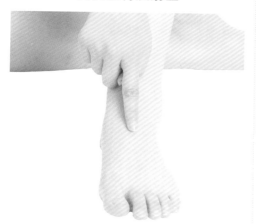

位置
双足背第1楔骨与舟骨间凹陷处

操作
采用双拇指点扣拳法，双拇指点端同时多次揉按，力度适中，节奏轻缓

适应证
肋骨病变、胸闷、胸膜炎、肩背痛等

外侧肋骨反射区

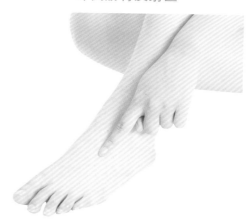

位置
双足背第3楔骨与骰骨间凹陷处

操作
采用双拇指点扣拳法，双拇指点端同时多次揉按，力度适中，节奏轻缓

适应证
肋软骨炎、肋骨之各种病变等

上身淋巴腺反射区

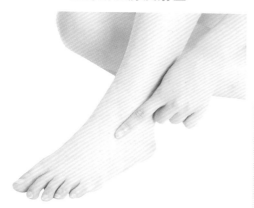

位置
双足外踝与距骨间形成的凹陷部位

操作
采用食指扣拳法，双手食指第1指间关节顶点施力，同时多次按压

适应证
各种炎症、发热、水肿、肌瘤、全身循环障碍、血管硬化、帕金森综合征等

下身淋巴腺反射区

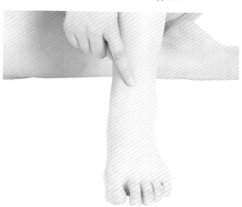

位置
双足内踝与胫骨前肌腱形成的凹陷部位

操作
采用食指扣拳法，一只手食指第1指间关节顶点施力，同时多次按压

适应证
各种炎症、发热、水肿、肌瘤、蜂窝组织炎、全身循环障碍、血管硬化、帕金森综合征等

舌反射区

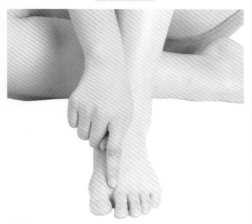

位置
双足第1跖趾关节内缘凹陷处，趾内侧下缘

操作
采用拇指点按法，以拇指点端按住拇趾内侧下缘，以中等力度施力，多次揉按

适应证
舌红、舌干、舌裂、舌体肿胖等

血压点反射区

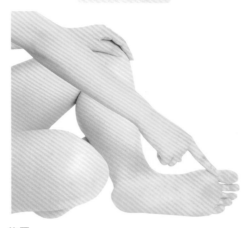

位置
足底颈项反射区下方正中，第1趾趾根下方

操作
采用拇指点按法，拇指点端按住第1趾趾根下方施力，多次揉按

适应证
高血压、低血压、颈椎病、头晕等

上肢反射区

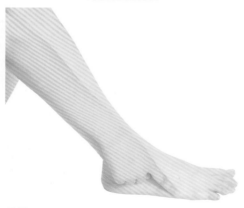

位置
双足足底外缘腋窝反射区的下方，第5跖骨的外侧，呈竖条带状形的区域处

操作
采用食指、中指扣拳法，食指、中指两指第1指间关节顶点施力，力度适中

适应证
上臂、肘关节、腕关节损伤等

下肢反射区

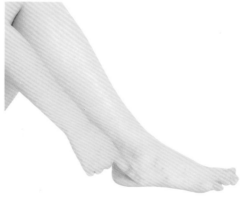

位置
双足底外缘，第5跖骨后边骰骨与跟骨旁边呈竖带状的区域处

操作
采用食指、中指扣拳法，食指、中指两指第1指间关节顶点施力，力度适中

适应证
下肢风湿病、坐骨神经痛、股骨损伤、踝关节扭伤等

失眠点反射区

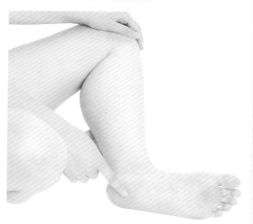

位置
双足足底跟骨中央, 生殖腺反射区稍前处

操作
采用食指、中指扣拳法, 食指、中指两指第1指间关节
顶点施力, 中等力度

适应证
失眠、神经衰弱、精神疾患等

骨盆腔反射区

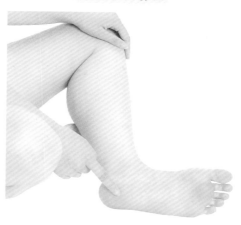

位置
双足足底跟骨中央, 生殖腺反射区靠前的向内处

操作
采用中指扣拳法, 中指第1指间关节顶点施力, 中等力度

适应证
盆腔部位的疾患等

头部（大脑）反射区

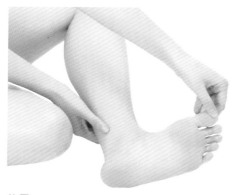

位置
双足第1趾的趾腹全部区域, 左、右侧大脑的反射区
分别在右足、左足上

操作
用食指或中指的第1指间关节面竖着施力, 由第1趾顶
端向趾根方向推按

适应证
脑萎缩、中风、头晕、头痛、失眠、脑血栓、高血
压、低血压、视觉受损、神经衰弱、大脑发育不良等

心脏反射区

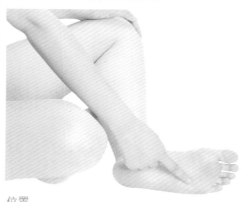

位置
左足底第4、5跖骨间, 肺及支气管反射区的下方

操作
采用拇指点推按法, 一手握足背, 另一手拇指指腹由
足跟向足趾方向推按

适应证
心脏疾病、血管病、高血压、低血压、休克及肺部疾
病等

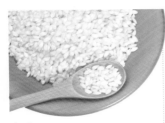

大米

性味归经：性平，味甘；入脾、胃经。

功效：补中益气，健脾和胃，除烦渴，和五脏，通血脉，聪耳明目。

主治：病后肠胃功能衰弱、口渴、烦热、腹泻。

主要营养成分：碳水化合物、蛋白质、脂肪、维生素B_1、维生素A、维生素E及多种矿物质。

选购与贮藏：购买时要选择米粒饱满、洁净、有光泽、纵沟较浅，掰开米粒其断面呈半透明状，闻起来气味清新，蒸熟后米粒油亮，有嚼劲的大米。家庭储藏要将大米放在布袋中，用线绳扎紧袋口，置于阴凉通风处。

燕麦

性味归经：性平，味甘；入肝、脾、胃经。

功效：益肝和胃，养颜护肤，抗菌、抗氧化，增强人体的免疫力。

主治：便秘、糖尿病、脂肪肝、高血压、动脉硬化。

主要营养成分：粗蛋白、脂肪、淀粉及磷、铁、钙、水溶性膳食纤维、B族维生素、维生素E。

选购与贮藏：选购时，要选择洁净、饱满、不含谷壳和杂物、无异味的产品；也可选择加工好的燕麦片。保存时要密封起来，放在阴凉、干燥的地方。

小米

性味归经：性平，味甘；入脾、胃经。

功效：滋阴养血，防止反胃、呕吐，美容养颜。

主治：脾胃虚热、反胃、呕吐、腹泻及产后、病后体虚。

主要营养成分：蛋白质、脂肪、碳水化合物和丰富的铁质、B族维生素、钙、钾、膳食纤维等。

选购与贮藏：选购时应选择米粒大小、颜色均匀，呈乳白色、黄色或金黄色，有光泽，很少有碎米，无虫，无杂质的产品。家庭储藏通常将小米放在阴凉、干燥、通风较好的地方。

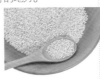

小麦

性味归经：性平，味甘；入脾、肾、心经。

功效：健脾益肾，养心安神，除热，止烦渴，利小便，补养肝气。

主治：自汗、盗汗、痨热、劳热、中暑、肺热、痈疮。

主要营养成分：淀粉、蛋白质、脂肪、矿物质、钙、铁、B族维生素、维生素A等。

选购与贮藏：家庭一般选用加工好的小麦粉，选购时要看小麦粉的颜色，自然色泽为乳白色或略带微黄色，若颜色纯白或灰白，有可能过量使用增白剂；小麦粉具有正常香味，不要选择有异味的产品。家庭储藏应放在干燥、通风良好且离墙面、地面有一点距离的地方。

黄豆

性味归经：性平，味甘；入脾、大肠经。

功效：宽中下气，消水肿，补脾益气，解热毒。

主治：脾胃虚弱、湿痹拘挛、水肿、小便不利等症。

主要营养成分：钙、磷、钾、钠、镁、铁、锌、硒、锰、碘、蛋白质、脂肪、碳水化合物、膳食纤维等。

选购与贮藏：选购时要选择鲜艳有光泽的，若色泽暗淡，无光泽为劣质；颗粒饱满且整齐均匀，无破瓣，无缺损，无虫害，无霉变，无挂丝的为好黄豆。家庭储存应放在高处，通风、避光、干燥处，尽量不要放在冰箱里。

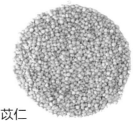

薏苡仁

性味归经：性凉，味甘；入脾、胃经。

功效：健脾利湿，清热排脓，补益气血。

主治：胃寒疼痛、气血虚弱、肌肉酸重、关节疼痛、胃癌。

主要营养成分：蛋白质、脂肪、碳水化合物、钙、磷、铁、维生素B_1、维生素B_2。

选购与贮藏：选购时应选择质硬有光泽，颗粒饱满，呈白色或黄白色，坚实，多为粉性，味甘淡或微甜的。贮藏建议选择密封的罐具盛放，置于阴凉避光处。

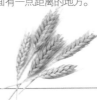

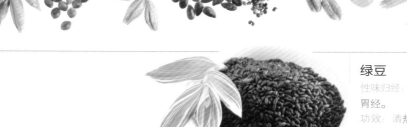

黑米

性味归经：性平，味甘；入脾、胃经。

功效：滋阴补肾，健身暖胃，清肝明目，润肠利湿，补肺润燥。

主治：头昏目眩、贫血、白发、腰膝酸软、夜盲、耳鸣等症。

主要营养成分：蛋白质、脂肪、碳水化合物、锰、锌、铜、维生素C、叶绿素、花青素、胡萝卜苷及强心苷等。

选购与贮藏：一般黑米有光泽，米粒大小均匀，很少有碎米、爆腰（米粒上有裂纹），无虫，不含杂质。优质黑米具有正常的清香味，无其他异味。

刀豆

性味归经：性温，味甘；入胃、肾经。

功效：温中通气，调养肠胃，止呃逆，益肾补元。

主治：虚寒呃逆、呕吐、肾虚腰痛、胃痛、久痢、闭经。

主要营养成分：蛋白质、淀粉、纤维、灰分、刀豆氨酸、刀豆四氨、刀豆球蛋白A和凝集素等。

选购与贮藏：选购时以荚绿色、表皮光滑无毛、大而宽厚的刀豆为佳。刀豆要在炒或煮并熟透后才可以吃，否则易引起中毒。储存要放冰箱内，最适宜的储存温度为0℃。

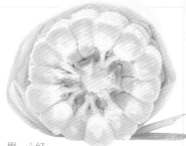

玉米

性味归经：性平、味甘；入脾、胃、心经。

功效：健脾利湿，开胃益智，宁心活血。

主治：高血压、高脂血症、动脉硬化、老年人习惯性便秘、慢性胆囊炎、小便淋气等疾患。

主要营养成分：碳水化合物、蛋白质、脂肪、膳食纤维、谷氨酸、亚油酸、B族维生素、维生素E、钙。

选购与贮藏：甜玉米颗粒整齐，表面光滑、平整，明黄；普通黄色玉米排列不规整，颗粒凹凸不平；黏玉米颗粒整齐，表面光滑、平整，白色；普通白色玉米排列不规整，玉米颗粒凹凸不平。存储的地方要尽量降低温度，并注意防虫。

绿豆

性味归经：性凉，味甘；入心、胃经。

功效：清热解暑，利尿，解毒。

主治：暑热烦渴、感冒发热、霍乱吐泻、痰热哮喘、头痛目赤、口舌生疮、水肿尿少、疮疡痈肿、风疹丹毒、药物及食物中毒。

主要营养成分：蛋白质、膳食纤维、碳水化合物、钙、铁、磷、钾、镁、锰、锌、维生素B₁、维生素E等。

选购与贮藏：挑选绿豆的时候一定要注意选择无霉烂、无虫口、无变质的绿豆。新鲜的绿豆应是鲜绿色的，老的绿豆颜色会发黄。家庭储藏绿豆可以存放在塑料瓶里，可以保存到来年的夏天。

赤小豆

性味归经：性平，味甘、酸；入心、小肠经。

功效：利湿消肿，解毒排脓。

主治：肾源性水肿、心源性水肿、肝硬化腹水、营养不良性水肿以及肥胖症等病症。

主要营养成分：蛋白质、脂肪、碳水化合物、粗纤维等。

选购与贮藏：应选择颗粒饱满、色泽自然红润、颗粒大小分布均匀的产品。家庭储藏可以将赤小豆装入塑料袋中，再放入一些剪碎的干辣椒，密封起来，并将密封好的塑料袋放在干燥、通风处。

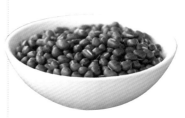

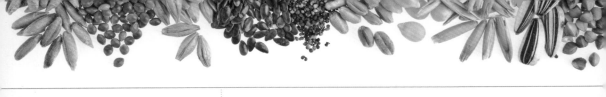

芸豆

性味归经：性平，味甘；入胃经。

功效：温中下气，利肠胃，止呃逆，益肾补元。

主治：心脏病、动脉硬化、高脂血症、低钾血症。

主要营养成分：蛋白质、脂肪、碳水化合物、钙及丰富的B族维生素、维生素C。

选购与贮藏：选购时要选择豆荚呈圆形，色绿的产品。家庭储藏芸豆，最好保存在凉爽干燥的环境中。

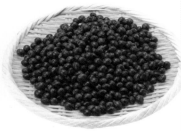

黑豆

性味归经：性平，味甘；入脾、肾经。

功效：补肾益阴，健脾利湿，祛风除痹，解毒。

主治：各种水肿、体虚、中风、肾虚等病症。

主要营养成分：蛋白质、脂肪、维生素、微量元素等。

选购与贮藏：选购的时候要选择颗粒均匀、饱满、坚硬、杂质少的。家庭储存应放到密封的罐子里，再放入冰箱里保存。

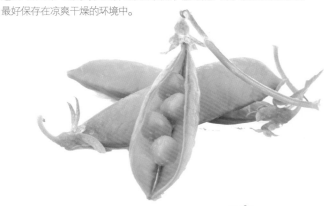

蚕豆

性味归经：性平，味甘；入脾、胃经。

功效：补脾益胃，清热利湿。

主治：酒醉不醒、高胆固醇血症、便秘等。

主要营养成分：蛋白质、脂肪、碳水化合物、叶酸、膳食纤维、维生素A、维生素K、胡萝卜素、维生素B₁、维生素B₂、维生素C、维生素E、钙、磷、钾、钠等。

选购与贮藏：选购时主要得观察蚕豆的颜色。如果是新鲜蚕豆的话，应该是比较浅的青绿色。带着豆荚的蚕豆一般都比较新鲜。家庭储存蚕豆，应将蚕豆储藏在相对干燥、低温、黑暗和隔离外部空气的地方。

豌豆

性味归经：性平，味甘；入脾、胃经。

功效：补中益气，调营卫，利小便，消痈肿，解乳石毒。

主治：脚气、痈肿、乳汁不通、脾胃不适、呃逆、呕吐、心腹胀痛、口渴、泄痢等病症。

主要营养成分：蛋白质、脂肪、碳水化合物、粗纤维、胡萝卜素、维生素B₁、维生素B₂、钙、磷、钠、铁等。

选购与贮藏：要选择颜色好，鲜味足，荚果扁圆形，手握一把时咔嚓作响的产品。家庭储藏豌豆，应剥皮后，装入食品袋里，放入冰箱冷冻室，可保存1年。注意剥皮后直接放入冷冻室，不要水洗。

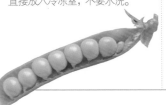

黑芝麻

性味归经：性平，味甘；入肝、肾、肺经。

功效：补肝肾，养五脏，润燥滑肠。

主治：病后虚羸、须发早白、虚风眩晕等症。

主要营养成分：大量的脂肪和蛋白质、糖类、维生素A、维生素E、卵磷脂、钙、铁、铬、芝麻素和黑色素等物质。

选购与贮藏：选购要看里面是否掺有杂质、砂粒；将一小把黑芝麻放在手心里，搓一下，看是否会掉色，闻闻是否新鲜。另外，好的黑芝麻价格较高些。家庭储存要密封，放在干燥、通风处。

Chapter3
呼吸系统与循环系统疾病足疗法

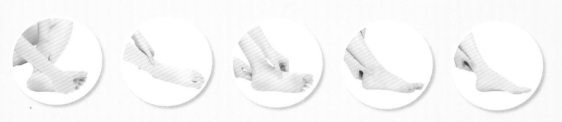

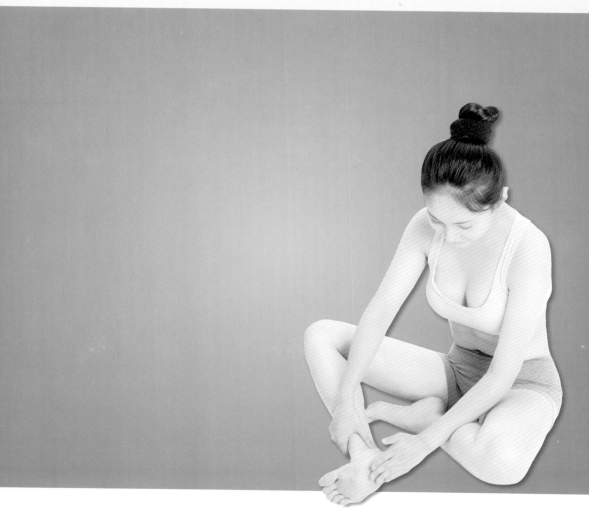

01 | 流行性感冒

点按公孙、1号穴，保暖驱寒

足浴配方

组方：

贯众叶 100克

荆芥 30克

紫苏叶 30克

防风 30克

薄荷 20克

方法：
诸药水煎取汁混入水中浴足，用于发汗解表。

健康贴士

流行性感冒患者要注意保暖，避免着凉，平时要多饮开水，注意休息，避免过度劳累。足部按摩治疗法一般无不良反应，因此比较适合小孩、老人和孕妇。

概述
疾病概念与简要论述

　　流行性感冒，简称"流感"，是由流感病毒引起的一种急性呼吸道传染病，多发于冬、春两季。典型症状为急性高热、显著乏力、全身肌肉酸痛，并伴有鼻塞、流涕和打喷嚏等症状。该病传染性强，发病率高，有慢性肺病的幼儿及年老体弱者常会并发肺炎，应予以重视。感冒是一种自愈性疾病，通常一周左右就会自愈，适度的足部保健按摩可减轻症状，缩短病程。

按摩取穴
对症按摩足部穴位一览

　　经穴：内庭、大都、太溪、太冲、公孙、复溜、侠溪
　　奇穴：1号穴、17号穴、24号穴、25号穴

按摩反射区
对症按摩足部反射区图解展示

　　头部（大脑）、脑垂体、小脑及脑干、鼻、甲状旁腺、甲状腺、肾上腺、肾脏、肺及支气管、胸部淋巴腺、喉。

　　针对感冒症状，按摩鼻、肺及支气管等反射区，可缓解鼻塞、头痛、失眠、发热等症状。

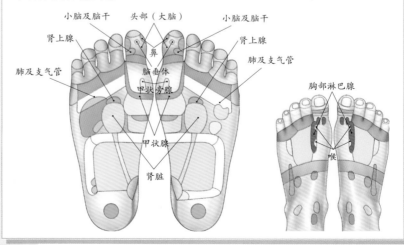

足部按摩流程
对症按摩分步详解

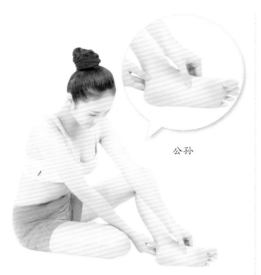

公孙

点揉经穴：内庭、大都、太溪、复溜、侠溪、太冲、公孙；奇穴：1号穴、17号穴、24号穴、25号穴。各1～2分钟，以局部胀痛为宜。

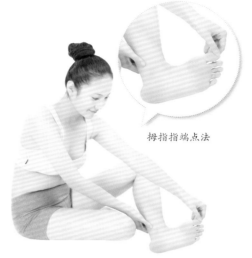

拇指指端点法

采用拇指指端点法、食指指间关节点法、拇指关节刮法、按法、食指关节刮法、双指关节刮法、拳刮法、拇指推法、擦法、拍法等按摩相应反射区。各操作2分钟，以局部酸胀为佳。

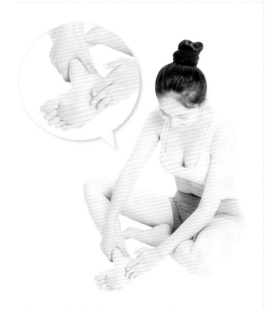

擦足心，致局部发烫，使足部放松。

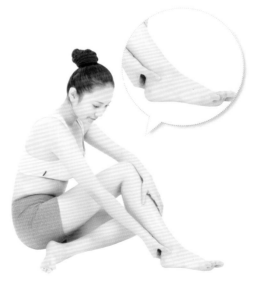

浴足后，用力按1号穴。致局部温热后，应迅速加以保暖。

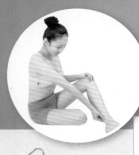

02 咳嗽
点按太溪、7号穴，调理肺脏

组方：

杏仁 100克

桑叶 100克

菊花 100克

桔梗 80克

甘草 50克

麻黄 30克

方法：
诸药水煎后浴足，
有助清热化痰，宣
肺理气，适用于痰
热咳嗽。

健康贴士

重点按摩第1趾趾根部
两侧的部位，即扁桃腺
反射区，扁桃体发炎时
会引起该部位疼痛，便
于寻找。左、右脚各按
摩5分钟。按摩后，会
使患者咽喉肿痛的症
状明显减轻。

概述
疾病概念与简要论述

中医认为，咳嗽是因外感六淫，内伤脏腑，影响肺脏所致的有声有痰之症，是肺系疾病的主要症候之一。其中有声无痰为咳，有痰无声为嗽。咳嗽同时往往伴有气喘、咽痛、声音沙哑等症状，长期剧烈咳嗽可导致呼吸道出血。根据咳嗽类型不同，西药、中药皆可用于治疗该症，但以中医调养为最佳，适当进行足部按摩可明显缓解咳嗽症状。

按摩取穴
对症按摩足部穴位一览

经穴：大钟、太溪、太冲、涌泉、然谷、三阴交
奇穴：1号穴、7号穴、17号穴、29号穴

按摩反射区
对症按摩足部反射区图解展示

头部（大脑）、脑垂体、小脑及脑干、鼻、喉、扁桃腺、甲状腺、肺及支气管、肝脏、脾、肾上腺、肾脏、上身淋巴腺、下身淋巴腺、胸（乳房）、胸部淋巴腺、横膈膜（膈）。

针对咳嗽症状，按摩鼻、扁桃腺、肺及支气管等反射区，可补肺益气，清热解毒，缓解咳嗽症状。

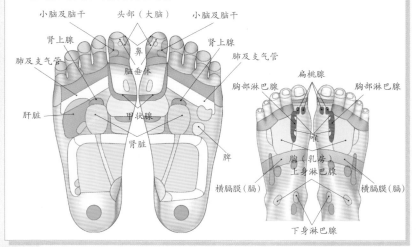

足部按摩流程
对症按摩分步详解

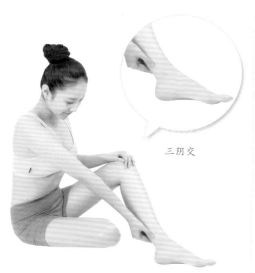

三阴交

点按经穴：大钟、太溪、涌泉、然谷、太冲、三阴交；奇穴：1号穴、7号穴、17号穴、29号穴。各2~3分钟，力度适中。

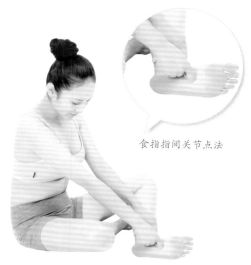

食指指间关节点法

采用拇指指端点法、食指指间关节点法、拇指关节刮法、按法、食指关节刮法、双指关节刮法、拳刮法、拇指推法、擦法、拍法等按摩相应反射区。各操作2分钟，以局部酸胀为佳。

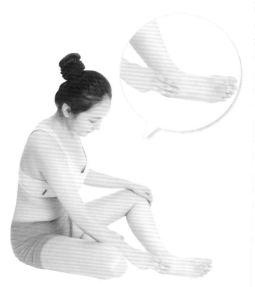

用力擦足跟部，进行局部放松。

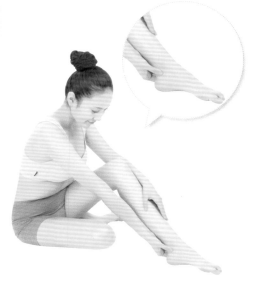

按摩前，可用热水浴足，擦摩以皮肤发红微热为宜，注意保暖。

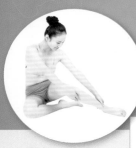

03 | 肺炎
点按太冲、4号穴，理气化痰

概述
疾病概念与简要论述

　　肺炎指由不同病原体或其他因素导致的肺部炎症，临床症状为咳嗽、咳痰、高热，常伴有头痛、全身肌肉酸痛、食欲减退等症状。抗感染治疗是肺炎治疗的最主要环节，选用合适的抗生素进行抗菌治疗能有效治疗肺炎，同时配合相应的足部按摩治疗，可减轻肺炎症状，加快痊愈。

按摩取穴
对症按摩足部穴位一览

　　经穴：太溪、太冲、涌泉、然谷、公孙、解溪、昆仑、丘墟、足临泣
　　奇穴：4号穴、5号穴、18号穴

按摩反射区
对症按摩足部反射区图解展示

　　头部（大脑）、鼻、扁桃腺、甲状腺、肺及支气管、肾脏、肾上腺、上身淋巴腺、下身淋巴腺、胸（乳房）、胸部淋巴腺、横膈膜（膈）。

　　针对肺炎症状，按摩头部、扁桃腺、肺及支气管等反射区，可镇静安神，补肺益气，缓解症状。

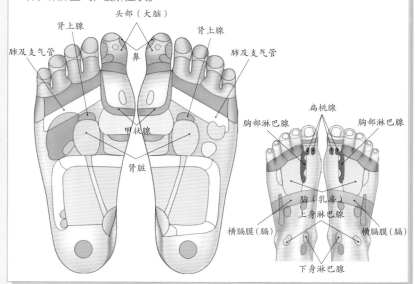

足浴配方

组方：

金银花 15克

黄芩 15克

桑白皮 15克

葶苈子 30克

薄荷 6克

鱼腥草 6克

桔梗 6克

方法：
上述药材加清水500~1000毫升，煎沸，取药液浴足，每日1~2次，每次浸泡30分钟。

健康贴士

1. 本法对小儿支气管肺炎起辅助治疗作用，对轻症患儿有一定疗效，重症患儿必须到医院就诊，以免延误病情。
2. 肺炎患者的房间要保持空气流通，室温适宜。

足部按摩流程
对症按摩分步详解

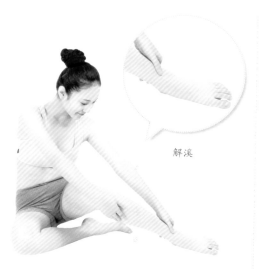

解溪

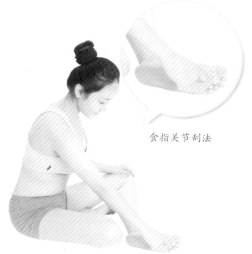

食指关节刮法

点揉经穴：太溪、太冲、涌泉、然谷、公孙、丘墟、足临泣、解溪、昆仑；奇穴：4号穴、5号穴、18号穴。各1~2分钟，力度适中。

采用拇指指端点法、食指指间关节点法、拇指关节刮法、按法、食指关节刮法、双指关节刮法、拳刮法、拇指推法、擦法、拍法等按摩相应反射区。各操作2分钟，以局部酸痛为佳。

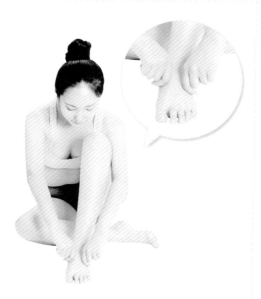

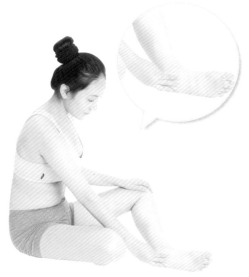

按摩前可先搭配相关药液浴足，然后再进行按摩。

用力擦足跟部，敏感点可用重手法刺激，或借助于按摩工具，进行局部放松。

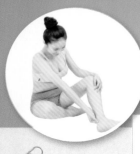

04 | 肺心病
点按涌泉、7号穴，补中益气

概述
疾病概念与简要论述

肺心病为慢性肺源性心脏病的简称，又称"阻塞性肺气肿性心脏病"，是指因肺循环阻力增大，致肺动脉高压和右心室肥大，伴或不伴有右心衰竭的一种慢性心脏病。患者大多有慢性咳嗽、咳痰或哮喘史，并逐步出现乏力、呼吸困难等症状。肺心病在我国是常见病、多发病。

按摩取穴
对症按摩足部穴位一览

经穴：涌泉、太溪、然谷、太冲
奇穴：7号穴、17号穴、29号穴

按摩反射区
对症按摩足部反射区图解展示

头部（大脑）、脑垂体、鼻、扁桃腺、甲状腺、肺及支气管、心脏、肝脏、脾、肾上腺、肾脏、胃、小肠、胰、输尿管、膀胱、上身淋巴腺、下身淋巴腺、胸（乳房）、胸部淋巴腺、横膈膜（膈）。

针对肺心病症状，按摩脑垂体、肺及支气管、心脏等反射区，可补气、生血，治疗心脏方面的疾病。

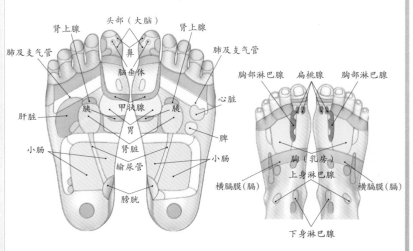

足浴配方

组方：

艾叶 15克

方法：
加水煮5分钟，待水温后用以浴足，但切忌天天泡艾叶，一周1~2次即可。

健康贴士

1. 忌食辛辣、不易消化的食物和发物。并且必须戒烟、戒酒。平时宜多吃萝卜、梨、冬瓜、西瓜等新鲜蔬菜、水果，有助于养肺清痰。
2. 注意通风，保持室内空气清新，预防呼吸道疾病。改善环境，以消除有害气体、粉尘对呼吸道的刺激。
3. 按时休息，以防疲劳过度。注意季节变化，及时添加衣被，预防感冒、着凉。

足部按摩流程
对症按摩分步详解

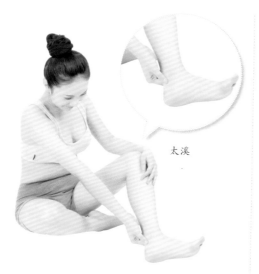

太溪

按揉经穴：涌泉、太溪、然谷、太冲；奇穴：7号穴、17号穴、29号穴。各1～2分钟，力度适中。

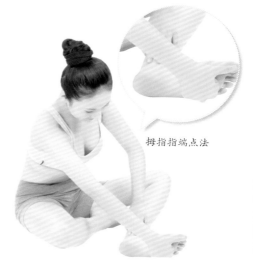

拇指指端点法

用拇指指端点法、食指指间关节点法、拇指关节刮法、按法、食指关节刮法、双指关节刮法、拳刮法、拇指推法、擦法、拍法等按摩相应反射区。各操作2分钟，以局部酸痛为佳。

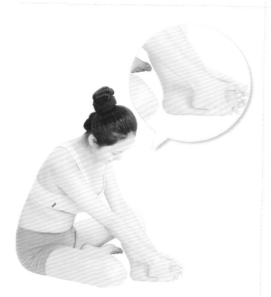

擦足心、足跟，拔摇各趾；推第1趾趾腹、第1跖趾关节。

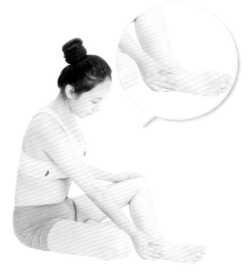

按摩前搭配相关药液浴足，也可视病症按摩具有益肾健脾功效或用于急救的穴区，力度适中。

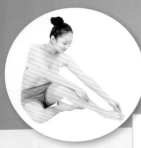

05 | 高血压
按摩至阴、16号穴，引血下行

足浴配方

组方1：

桂枝 15克

桑枝 30克

桑叶 15克

方法：
诸药水煎取汁混入水中浴足，每日1次，每次1剂。可活血通脉。

组方2：

白矾 100克

方法：
研末，溶于开水内，水温后浸足。每日3次，每次30～60分钟。

健康贴士

高血压病人可在鹅卵石小径上赤足踩踏或行走来治疗病症。治疗时间可安排在早上，每次15分钟以上，踩踏需防跌倒受伤，赤足要防止受凉感冒。

概述
疾病概念与简要论述

高血压是最常见的慢性病，临床表现为嗜睡、头痛、头晕、乏力等，部分患者可能会出现精神行为异常、注意力不集中、记忆力下降、痴呆等。高血压是心脑血管病最主要的危险因素，容易并发脑卒中、心肌梗死、心力衰竭及慢性肾脏病等病症。服用降压药物可有效治疗该症，但多伴随不同程度的副作用。

按摩取穴
对症按摩足部穴位一览

经穴：涌泉、太冲、解溪、太溪、侠溪、行间、至阴
奇穴：16号穴、22号穴、23号穴

按摩反射区
对症按摩足部反射区图解展示

头部（大脑）、小脑及脑干、肾上腺、肾脏、输尿管、膀胱、心脏、脾、胃、小肠、肝脏、腹腔神经丛、扁桃腺、耳部区（平衡器官）、胸部淋巴腺。

针对高血压症状，按摩心脏、脾等反射区，可健脾化湿，统摄血液，增强机体免疫能力，治疗贫血、高血压等症。

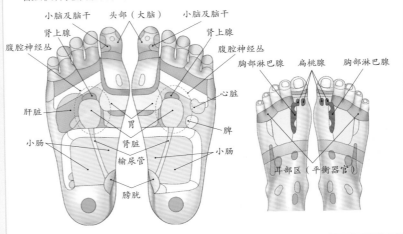

足部按摩流程
对症按摩分步详解

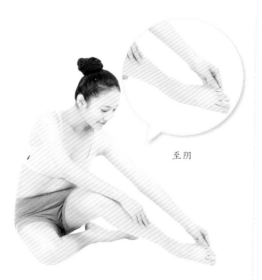

至阴

点揉经穴：涌泉、侠溪、太冲、解溪、太溪、行间、至阴；奇穴：16号穴、22号穴、23号穴。各2～3分钟，力度适中。

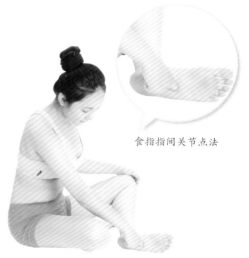

食指指间关节点法

采用拇指指端点法、食指指间关节点法、拇指关节刮法、按法、食指关节刮法、双指关节刮法、拳刮法、拇指推法、擦法、拍法等按摩相应反射区。各操作3～5分钟，以局部酸痛为佳。

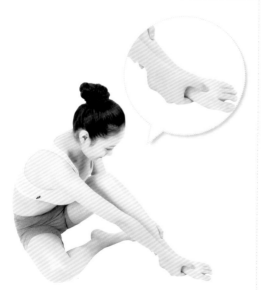

擦足心、摩足跟，摇拔各趾，并推第1、2趾足背侧间隙。

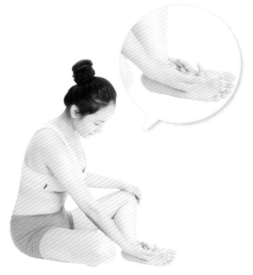

按摩前可搭配相关药液浴足，可根据病症加用肾、腹等穴区。

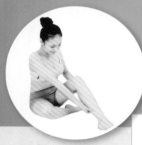

06 | 低血压
点按三阴交、3号穴，温补脾肾

足浴配方

组方：

桂枝 30克

肉桂 30克

炙甘草 15克

方法：
每日2剂：1剂水煎服，日服2次或顿服，或频频饮服；1剂煎水泡足，每日1～2次，每次浸足30分钟。

健康贴士

1.多食具有温补脾肾功效的食物，适当多吃食盐，可提高血压，改善头晕、困倦无力等症状。
2.常吃生姜，可促进消化、健胃、升高血压。可将姜末撒于菜汤中或用姜末泡水代茶。
3.少吃冬瓜、苦瓜、芹菜、大蒜、海带、洋葱、山楂、绿豆、葵花籽等可以降血压的食品。
4.及时就诊，确定病因，平时应积极参加体育锻炼，增强体质。

概述
疾病概念与简要论述

低血压是血压过低的一类病症的统称，一般来说，当血压值低于90/60mmHg以下，便可称为低血压。低血压临床症状有食欲不振、失眠、头痛、头晕、乏力、气短、脚底发冷、自汗、盗汗等。低血压是一种十分常见的症状，对人体健康影响很大，如不及时治疗可能会引发心脑血管疾病。

按摩取穴
对症按摩足部穴位一览

经穴：涌泉、隐白、太白、冲阳、三阴交、内庭
奇穴：3号穴、26号穴

按摩反射区
对症按摩足部反射区图解展示

头部（大脑）、耳部区（平衡器官）、颈项、心脏、肾上腺、肾脏、输尿管、膀胱、生殖腺、腹腔神经丛、上身淋巴腺、下身淋巴腺。

针对低血压症状，按摩耳部区（平衡器官）、心脏等反射区，可补血益气，调理阴阳，治疗头晕目眩、低血压等症。

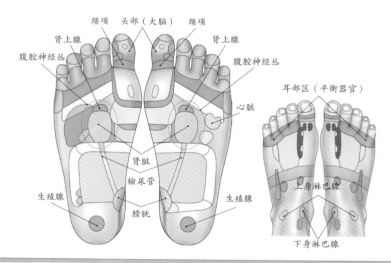

足部按摩流程
对症按摩分步详解

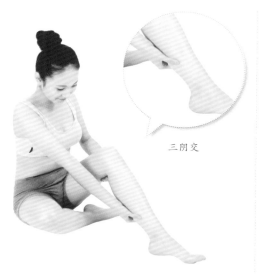

三阴交

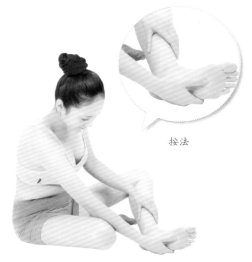

按法

点按经穴：涌泉、隐白、太白、冲阳、内庭、三阴交；奇穴：3号穴、26号穴。各2～3分钟，力度适中。

采用拇指指端点法、食指指间关节点法、拇指关节刮法、按法、食指关节刮法、双指关节刮法、拳刮法、拇指推法、擦法、拍法等按摩相应反射区。各操作3～5分钟，以局部酸痛为佳。

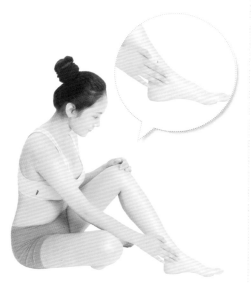

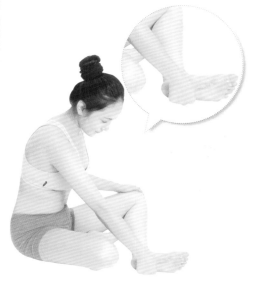

揉足跟、擦足心及内踝部、外踝部至有热感，可用足部踩法作用于足跟等部位。

按摩前可先搭配相关药液浴足。有乏力气短、脚底心发凉症状者可点揉肾、脾等穴区，轻重适宜。

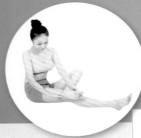

07 | 心悸
点按太溪、失眠穴，活血通络

足浴配方

组方：

芥末200～500克

方法：

加少量水调成糊状，至出现芥子油气味，混入温水中浴足。每日1次，可活血通络，主治冠心病、心悸、心绞痛等症。

健康贴士

1．多食鱼类、豆制品、蔬菜、水果等营养食品，少吃蛋黄、鱼子、动物肝脏等动物脂肪或胆固醇含量较高的食物。
2．保证充足睡眠，不能过度劳累，平时应做适量运动，锻炼身体。
3．洗澡时间不宜过长，水温要适度，最好在家人的陪伴下洗澡。

概述
疾病概念与简要论述

　　心悸指患者自觉心中悸动，甚至不能自主的一类病症，发作时，患者常感觉心跳加快，心前区有不适感，中医称之为"惊悸"或"怔忡"之症。本病临床表现为失眠、健忘、眩晕、耳鸣等，凡各种原因引起的心脏搏动异常，均可导致心悸。

按摩取穴
对症按摩足部穴位一览

　　经穴：涌泉、太冲、公孙、太溪

　　奇穴：3号穴、失眠

按摩反射区
对症按摩足部反射区图解展示

　　头部（大脑）、小脑及脑干、脑垂体、耳部区（平衡器官）、肾上腺、肾脏、心脏、脾、胃、腹腔神经丛、上身淋巴腺、下身淋巴腺。

　　针对心悸症状，按摩耳部区（平衡器官）、上身淋巴腺、下身淋巴腺、心脏等反射区，可治各种炎症，及失眠、盗汗、心律失常等症。

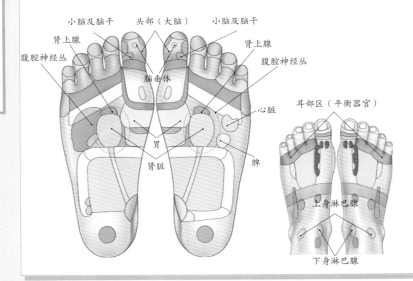

足部按摩流程
对症按摩分步详解

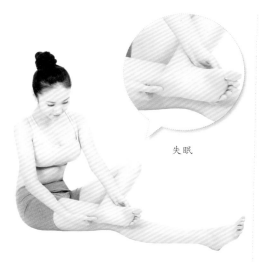

失眠

点揉经穴：涌泉、太冲、公孙、太溪；奇穴：3号穴、失眠。各2分钟，力度适中。

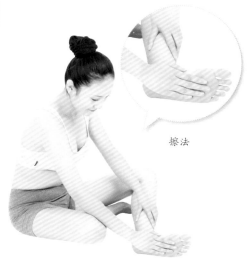

擦法

采用拇指指端点法、食指指间关节点法、拇指关节刮法、按法、食指关节刮法、双指关节刮法、拳刮法、拇指推法、擦法、拍法等按摩相应反射区。各操作3～5分钟，以局部酸痛为佳。

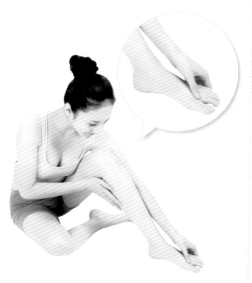

点揉心区、肾区等反射区；重擦足底，拔摇各趾，掐跖趾关节。

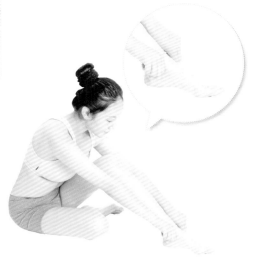

可根据病症，和缓持续地按摩相关症状的穴区，按摩后可暖身安眠。

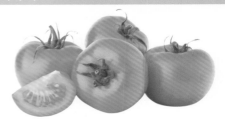

茄子

性味归经：性凉，味甘；入脾、胃、大肠经。

功效：清热凉血，散淤消肿。

主治：热毒痈疮、皮肤溃疡、口舌生疮、便血等。

主要营养成分：蛋白质、脂肪、膳食纤维、碳水化合物、胡萝卜素、维生素B₁、维生素B₂、维生素C、维生素E、钾、钙、镁、铁、锰、锌、铜、磷、硒、龙葵碱等。

选购与贮藏：茄子以果形均匀周正，老嫩适度，无裂口、腐烂、锈皮、斑点，皮薄、籽少、肉厚、细嫩的为佳品。储存宜放在通风、干燥的地方，但最好现买现吃。

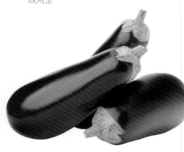

甘蓝

性味归经：性平，味甘；入脾、胃经。

功效：益脾和胃，缓急止痛。

主治：上腹胀痛、嗜睡、脘腹拘急疼痛等疾病。

主要营养成分：蛋白质、粗纤维、钙、磷、铁、B族维生素等。

选购与贮藏：选择结球的形状，主要是球形和扁球形，饱满、包得紧的为好。储存可用报纸包好放入保鲜袋中，再放入冰箱内储存。

西红柿

性味归经：性凉，味甘；入肝、胃、肺经。

功效：生津止渴，健胃消食。

主治：口渴、食欲不振等多种病症。

主要营养成分：碳水化合物、蛋白质、维生素C、胡萝卜素、矿物盐、有机酸等。

选购与贮藏：挑选西红柿时，要选颜色粉红，果形浑圆，表皮有白色的小点点的，感觉表面有一层淡淡的粉一样，捏起来很软。蒂的部位一定要圆润，最好带淡淡的青色。籽粒呈土黄色，肉质红色、沙瓤、多汁。不要买带尖、底很高或有棱角的，也不要挑选拿着感觉分量很轻的。日常可以放在冰箱内保存，但保存时间不宜过长。

黄瓜

性味归经：性凉，味甘；入脾、胃、大肠经。

功效：利水利尿，清热解毒。

主治：烦渴、咽喉肿痛、结膜炎、水火烫伤。

主要营养成分：蛋白质、糖类、维生素B₂、维生素C、维生素E、胡萝卜素、钙、磷、铁，及丙醇二酸、葫芦素及柔软的细纤维等。

选购与贮藏：挑选比较细长均匀的，表面的刺还有一点扎手，颜色看上去很新鲜的。保存时不要清洗，将黄瓜用报纸包好，然后在报纸外面用保鲜膜或者保鲜袋封严，放进冰箱保存。

油菜

性味归经：性凉，味辛；入肝、脾、肺经。

功效：散血消肿。

主治：劳伤吐血、丹毒、痈疮。

主要营养成分：水分、蛋白质、脂肪、碳水化合物、多种维生素、钙、磷、铁、胡萝卜素等。

选购与贮藏：购买时要挑选新鲜、油亮、无虫、无黄叶的嫩油菜，用两指轻轻一掐即断者。不宜长期保存，放在冰箱中可保存24小时左右。

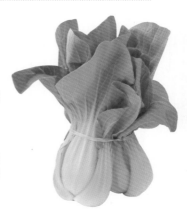

冬瓜

性味归经：性凉，味甘；入肺、大肠、小肠、膀胱经。

功效：利水消痰，清热解毒。

主治：水肿、腹部胀满、痰多、暑热烦闷、消渴、湿疹、疖肿等。

主要营养成分：蛋白质、糖类、胡萝卜素、多种维生素、粗纤维和钙、磷、铁。

选购与贮藏：挑选时用指甲掐一下，皮较硬，肉质致密，种子已成熟变成黄褐色的冬瓜口感好。储存在干燥的地方，不能放在阴暗潮湿的地方，否则容易发生霉变、生虫，冬瓜表面的白粉不要去除，那是一层保护物质。

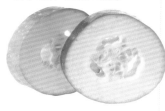

土豆

性味归经：性平，味甘；入脾、胃、大肠经。

功效：和胃健中，解毒消肿。

主治：胃痛、痈肿、湿疹、烫伤。

主要营养成分：维生素A和维生素C以及矿物质、淀粉、大量木质素等。

选购与贮藏：土豆一定要选皮干的，不要用水泡过的，不然保存时间短，口感也不好。如需长期存放可以将土豆与苹果放在一起，苹果产生的乙烯会抑制土豆芽眼处的细胞生长素，土豆自然就不会发芽了。

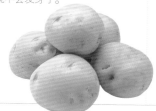

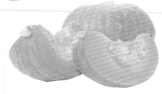

南瓜

性味归经：性温，味甘；入脾、胃经。

功效：补中益气，化痰排脓。

主治：高血压、久咳、水肿、腹水、小便不畅、习惯性流产、烧伤、烫伤、支气管哮喘及老年慢性支气管炎、痢疾、糖尿病等。

主要营养成分：铬、镍、纤维、蛋白质、胡萝卜素、维生素A、氨基酸、矿物质、碳水化合物、淀粉、维生素B₁、维生素B₂等。

选购与贮藏：新鲜的南瓜外皮质地很硬，用指甲掐皮，不留指痕，表面比较粗糙，虽然不太好看，但口感可能反而会好。南瓜在黄绿色蔬菜中属于非常容易保存的一种，完整的南瓜放入冰箱里一般可以存放2~3个月。

洋葱

性味归经：性平，味甘；入肝、脾、胃、肺经。

功效：健胃宽中，理气消食。

主治：肠炎、虫积腹痛、赤白带下等病症。

主要营养成分：糖类、蛋白质、无机盐、维生素、二烯丙基二硫化物及蒜氨酸等。

选购与贮藏：要选择葱头肥大，外皮有光泽、无腐烂，无机械伤和泥土的产品，新鲜葱头不带叶。应选择通风处存放，保持干燥。

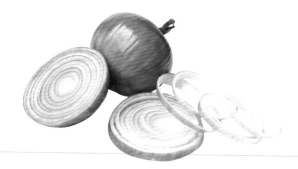

白萝卜

性味归经：性凉，味甘；入脾、胃经。

功效：清热生津，凉血止血，顺气消食。

主治：流行性脑膜炎、煤气中毒、暑热症、痢疾、腹泻、热咳带血等。

主要营养成分：葡萄糖、蔗糖、果糖、腺嘌呤、精氨酸、胆碱、淀粉酶、B族维生素、维生素C、钙、磷、锰、硼等。

选购与贮藏：要选择根茎白皙细致，表皮光滑，整体有弹性，带有绿叶，掂起来分量比较重的。储存在冰箱里，需分开放。

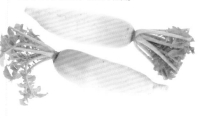

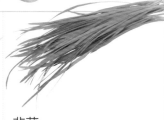

生菜

性味归经： 性凉，味甘；入胆经。

功效： 镇痛催眠，利尿，降低胆固醇，促进血液循环，抗病毒。

主治： 神经衰弱。

主要营养成分： B族维生素和维生素C、维生素E等，膳食纤维以及多种矿物质。

选购与贮藏： 选择菜叶颜色是青绿的，而且要注意生菜的茎部，茎色带白的才是新鲜的。不宜长时间保存。

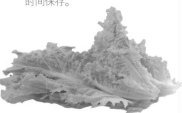

韭菜

性味归经： 性温，味甘、辛；入肝、胃、肾经。

功效： 补肾助阳，温中开胃。

主治： 大肠癌、动脉硬化、冠心病等。

主要营养成分： 维生素C、维生素B₁、维生素B₂、胡萝卜素、碳水化合物及矿物质，丰富的纤维素。

选购与贮藏： 选购韭菜以叶直、鲜嫩翠绿为佳，这样的韭菜营养素含量较高。韭菜捆好后用大白菜叶包裹，放阴凉处，可保存1周左右。

白菜

性味归经： 性平，味甘；入肠、胃经。

功效： 解热除烦，通利肠胃，养胃生津，除烦解渴，利尿通便，清热解毒。

主治： 肺热咳嗽、便秘、丹毒、漆疮。

主要营养成分： 糖类、脂肪、蛋白质、粗纤维、钙、磷、铁、钼、胡萝卜素、维生素B₁、维生素B₂等。

选购与贮藏： 挑选包心的白菜以头到顶部包心紧、分量重的为好。白菜低温下可以储存很长时间，但注意不要受冻。

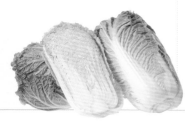

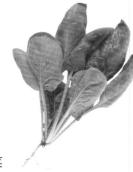

菠菜

性味归经： 性凉，味、甘；入大肠、胃经。

功效： 清热通便，理气补血，防病抗衰。

主治： 各种贫血症和糖尿病、肺结核、高血压、急性结膜炎等。

主要营养成分： 锌、叶酸、氨基酸和叶黄素、β-胡萝卜素、类胡萝卜素等。

选购与贮藏： 挑选菠菜以菜梗红、短，叶子新鲜有弹性的为佳。储存时用潮湿的报纸包好后放入保鲜袋，再竖直放入冰箱内。

芹菜

性味归经： 性平，味甘；入肝、胃、肺经。

功效： 清热平肝，祛风利湿，除烦消肿，凉血止血。

主治： 高血压、动脉硬化等。

主要营养成分： 蛋白质、碳水化合物、胡萝卜素、B族维生素、钙、磷、铁、钠等。

选购与贮藏： 挑选的时候，要选择茎部纹理略微凹凸且断面狭窄的，这样的芹菜水分很足。在冰箱中竖直存放，存放前去掉叶子。

红薯

性味归经： 性平，味甘；入脾、肾经。

功效： 补中和血，益气生津，宽肠通便。

主治： 脾虚水肿、疮疡肿毒、肠燥便秘。

主要营养成分： 蛋白质、淀粉、果胶、纤维素、氨基酸、维生素及多种矿物质。

选购与贮藏： 挑选长条形的，皮红的。储存前先将红薯放在外面晒一天，然后保存在干燥的环境里，不要沾到水就行了。

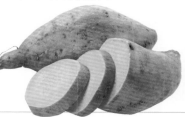

Chapter4
消化系统疾病足疗法

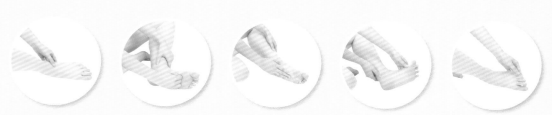

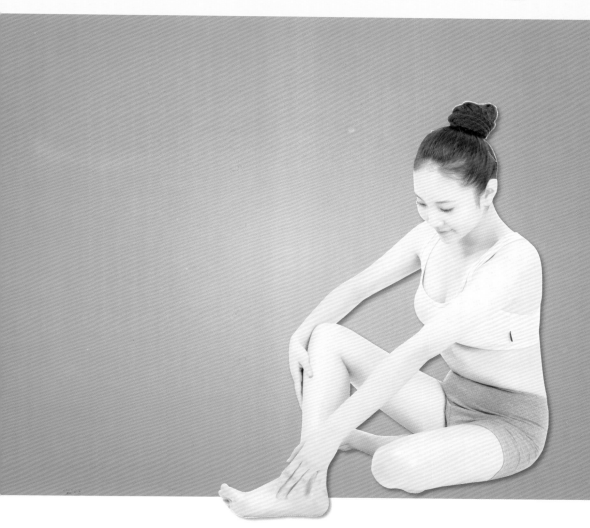

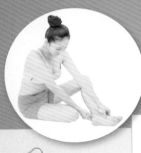

01 | 呃逆
点按足窍阴、10号穴，降逆止呃

足浴配方

组方：

陈皮 10克

法半夏 10克

吴茱萸 10克

干姜 10克

川椒 10克

香菜 50克

方法：
诸药择净，加清水
浸泡5~10分钟，
水煎后浴足。

健康贴士

1. 按摩期间禁食冷饮及酸、辣等刺激性食物，避免饮暴食。
2. 按摩时，应采用较重的手法，但要由轻到重，以患者可以忍受为度。
3. 要注意保暖，避免着凉。

概述
疾病概念与简要论述

呃逆即"打嗝"，由膈肌不正常的痉挛收缩引起，是一个常见的生理现象。呃逆时，气从胃中上逆，致喉间频频作声，声音急而短促，人不能自主。大部分呃逆现象都是短暂性的，但也有些人会持续地呃逆，出现此症状时，需注意膈肌周围是否有病变。

按摩取穴
对症按摩足部穴位一览

经穴：涌泉、大都、冲阳、太白、公孙、足窍阴

奇穴：10号穴、19号穴、27号穴

按摩反射区
对症按摩足部反射区图解展示

头部（大脑）、小脑及脑干、脑垂体、横膈膜（膈）、脾、胃、小肠、颈项、腹腔神经丛。

针对呃逆症状，按摩横膈膜（膈）、脾、胃等反射区，可降逆和胃，治疗呃逆、腹部胀痛、恶心、呕吐等症。

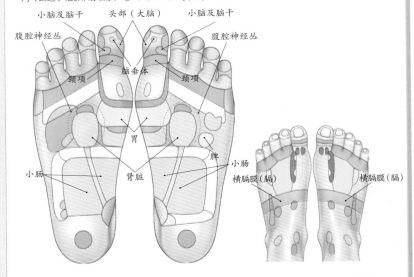

足部按摩流程
对症按摩分步详解

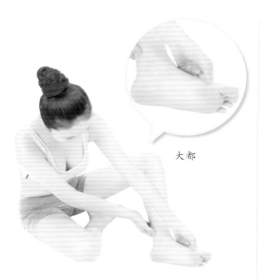

大都

掐点足窍阴穴2分钟。点揉经穴：涌泉、大都、冲阳、太白、公孙；奇穴：10号穴、19号穴、27号穴。各1~2分钟。

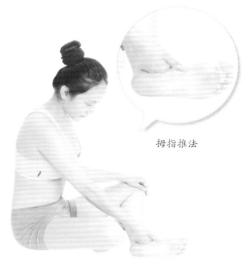

拇指推法

采用拇指指端点法、食指指间关节点法、按法、双指关节刮法、拳刮法、拇指推法、擦法、拍法等按摩相应反射区，各操作3~5分钟，以局部酸痛为佳。根据症状，横膈膜（膈）、胃、腹部等反射区可延长操作时间。

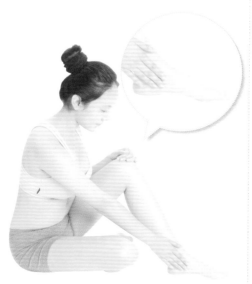

深推第1、2跖骨与第2、3跖骨足底缝隙，推擦足底内侧。

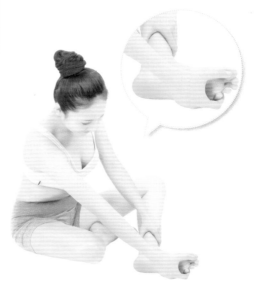

按摩时手法宜由轻及重，如果长期反复呃逆，并伴有吐舌、舌强等症状，应立即去医院检查。

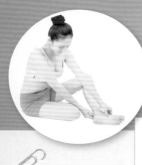

02 | 呕吐
点按大都、8号穴，健脾养胃

足浴配方

组方：

萝卜菜 150克

大葱 30克

生姜 30克

方法：
将萝卜菜、大葱、生姜择净，切细，加清水浸泡5～10分钟，水煎后浴足。每日1次，连续使用1周。

健康贴士

1. 幼儿呕吐时，家长应立即将幼儿的头侧向一旁，以免呕吐物被吸入气管，造成生命危险。
2. 幼儿呕吐时不要随便用药，也不要随意晃动，以免加剧症状。
3. 平时注意饮食规律，多摄入各种维生素和蛋白质，少摄取脂肪。
4. 严重呕吐会导致幼儿体液失衡，代谢紊乱，应配合静脉输液。

概述
疾病概念与简要论述

　　呕吐是临床常见症状，常伴有头晕、流涎、脉缓、血压降低等迷走神经兴奋症状。引起呕吐的原因很多，多由肠胃疾病、头痛、昏迷、惊厥或醉酒、厌食等导致。呕吐可将进入胃内的有害物质吐出，对机体有一定的保护作用，但频繁而剧烈地呕吐可能会引起脱水、电解质紊乱等并发症。临床上尚无有效的治疗呕吐的方法。

按摩取穴
对症按摩足部穴位一览

　　经穴：大都、公孙、太白、冲阳

　　奇穴：8号穴、10号穴、19号穴

按摩反射区
对症按摩足部反射区图解展示

　　头部（大脑）、脑垂体、小脑及脑干、肾上腺、肾脏、脾、胃、小肠、腹腔神经丛、耳部区（平衡器官）。

　　针对呕吐症状，按摩脾、胃、腹腔神经丛等反射区，可降逆和胃，养气止痛，主治胃部疾患，如胃炎、胃胀、消化不良等症。

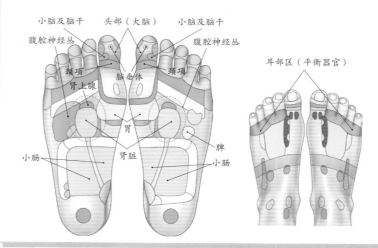

足部按摩流程
对症按摩分步详解

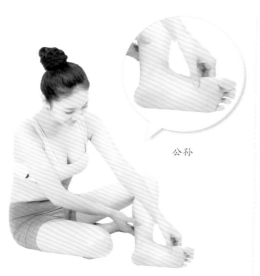

公孙

点揉经穴：冲阳、大都、公孙、太白穴；奇穴：8号穴、10号穴、19号穴。各2分钟，力度加重。

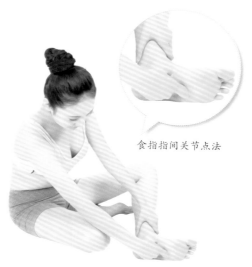

食指指间关节点法

采用拇指指端点法、食指指间关节点法、拇指关节刮法、按法、食指关节刮法、双指关节刮法、拳刮法、拇指推法、擦法、拍法等按摩相应反射区。各操作3~5分钟，以局部酸痛为佳。

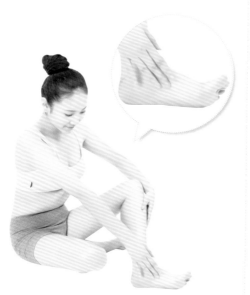

重擦足底内侧缘、外侧缘及足底正中线。

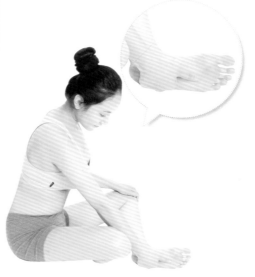

突发性呕吐时，应加重按摩力度，并配合足部相应穴区按摩，以达到治本的目的。

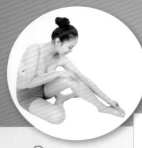

03 | 腹泻
点按内庭、6号穴，健脾止泻

足浴配方

组方：

白扁豆150克

车前草150克

方法：
诸药水煎浴足，每日2～3次，连续3天，1日1剂，可清热利湿，有止泻之功效。

健康贴士

1. 按摩过程中应注意饮食规律，不吃不卫生的食物。注意腹部保暖，不要着凉。
2. 按摩同时应结合其他疗法，有感染因素的病症，可服用抗生素等进行药物治疗；若出现脱水或中毒现象，应及时进行静脉输液治疗。

概述
疾病概念与简要论述

　　腹泻是一种常见症状，主要表现为排便次数明显增多、粪质稀薄、水分增加，或带脓血，常伴有排便急迫感、肛门不适、失禁等症状。腹泻是一种胃肠疾病的常见症状，病程可在2～3周之内，也可能长达2个月以上，严重腹泻者必须进行静脉输液治疗，以免脱水造成生命危险。

按摩取穴
对症按摩足部穴位一览

　　经穴：内庭、大都、公孙、隐白、太白、商丘
　　奇穴：6号穴、9号穴、10号穴、19号穴、27号穴

按摩反射区
对症按摩足部反射区图解展示

　　头部（大脑）、脑垂体、肝脏、脾、胃、直肠及乙状结肠、降结肠、横结肠、升结肠、腹腔神经丛、十二指肠、小肠、上身淋巴腺、下身淋巴腺
　　针对腹泻症状，按胃、直肠及乙状结肠、降结肠、横结肠、升结肠、腹腔神经丛、十二指肠、小肠等反射区，可消食导滞，健脾行气，主治腹泻、肠功能紊乱等症。

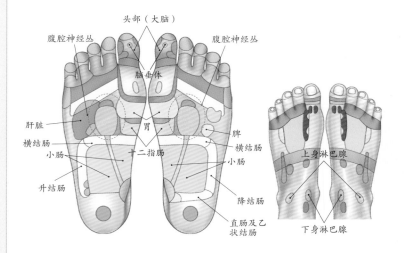

足部按摩流程
对症按摩分步详解

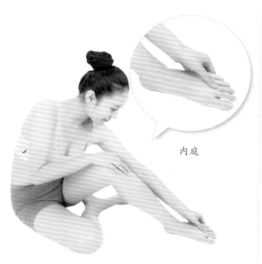

内庭

按揉经穴：内庭、大都、公孙、隐白、太白、商丘；奇穴：6号穴、9号穴、10号穴、19号穴、27号穴。各1～2分钟，力度适中。

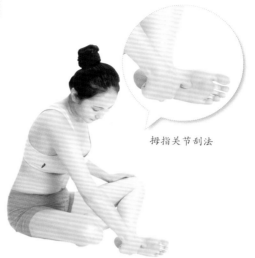

拇指关节刮法

采用拇指指端点法、食指指间关节点法、拇指关节刮法、按法、食指关节刮法、双指关节刮法、拳刮法、拇指推法、擦法、拍法按摩相应反射区。各操作3～5分钟，以局部酸痛为佳。

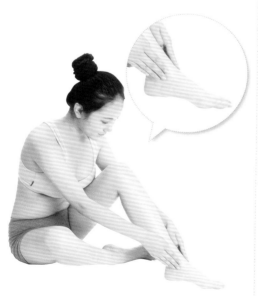

擦足底正中线、内踝、外踝等部位。

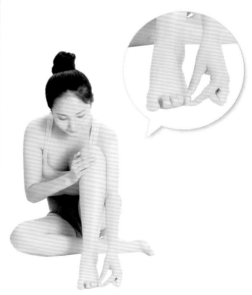

根据病症区分按摩手法，急性腹泻者宜用快而重的手法，慢性腹泻者则宜用持续柔和的手法。

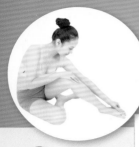

04 | 痢疾
点按内庭、6号穴，调气止泻

足浴配方

组方：

苦参50克

马齿苋15克

黄连10克

木香10克

方法：
诸药水煎浸足，每日3次。

健康贴士

1．为预防小儿患上痢疾，餐具要定时进行消毒，衣服和被褥要勤洗勤换，家长也要勤洗手，避免交叉感染。

2．多补充营养和维生素，避免食用冷食、冷饮，以免增加胃肠的负担。

3．多喝温开水、果汁等。

概述
疾病概念与简要论述

痢疾为急性肠道传染病之一，临床以发热、腹痛、里急后重、大便脓血为主要症状。痢疾初起，先见腹痛，继而下痢，日夜大便数次至数十次不等。本病多发于夏、秋季节，由湿热之邪内伤脾胃，致脾失健运，胃失消导，更挟积滞，酝酿肠道而成。3岁以上患儿起病急，主要症状为发热、腹泻、腹痛，可发生惊厥、呕吐。

按摩取穴
对症按摩足部穴位一览

经穴：内庭、太白、公孙、大都、商丘

奇穴：6号穴、9号穴、炉底三针

按摩反射区
对症按摩足部反射区图解展示

头部（大脑）、脾、胃、小肠、十二指肠、肾脏、膀胱、肺、腹腔神经丛、横结肠、降结肠、升结肠、直肠及乙状结肠、肛门、上身淋巴腺、下身淋巴腺。

针对痢疾症状，按摩脾、胃、小肠、十二指肠、直肠及乙状结肠、肛门等反射区，可消食导滞，健脾行气，主治腹泻、肠功能紊乱等症。

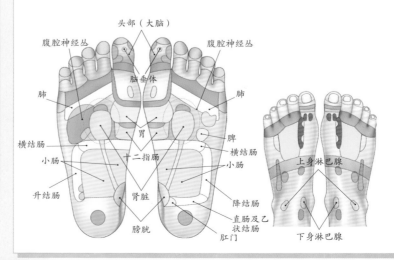

足部按摩流程
对症按摩分步详解

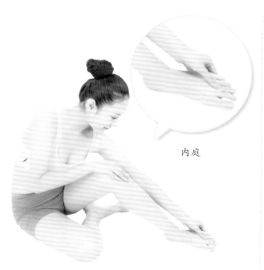

内庭

按揉经穴：内庭、大都、公孙、太白、商丘；奇穴：6号穴、9号穴、炉底三针。各1~2分钟，力度适中。

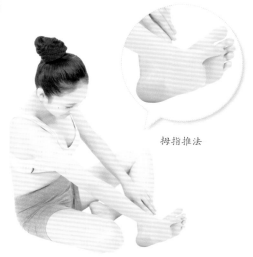

拇指推法

采用拇指指端点法、食指指间关节点法、拇指关节刮法、按法、食指关节刮法、双指关节刮法、拳刮法、拇指推法、擦法、拍法按摩相应反射区。各操作3~5分钟，以局部酸痛为佳。

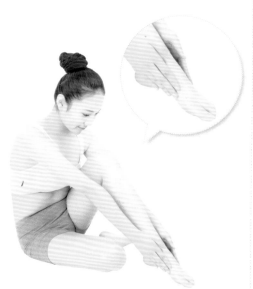

推擦足底，自足跟中点沿足部内侧及外侧推至足趾前端两侧。

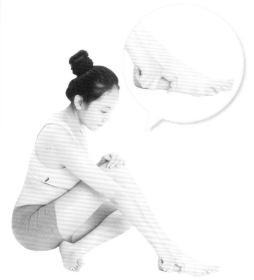

根据病症可加用其他消化、泌尿系统反射区及相应穴位。

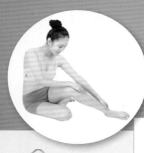

05 便秘
点按解溪、炉底三针穴，行气通便

足浴配方

组方：

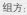
花椒 10 克

生姜 10 克

盐 10 克

醋 10 毫升

小茴香 10 克

方法：
诸药水煎后浴足，并按摩，可以防治功能性便秘。

健康贴士

1. 调整饮食结构，高蛋白食物在肠道中运行的速度缓慢，会滋生很多有害物质，容易导致便秘。

2. 注意脂肪摄入量，如果脂肪摄入量过少就会造成大便干燥，导致便秘。

概述
疾病概念与简要论述

　　便秘是临床常见的复杂症状，主要表现为排便次数减少、粪便量减少、粪质干结、排便费力等，部分患者还伴有失眠、烦躁、多梦、抑郁、焦虑等精神心理障碍。便秘发病率高，病因复杂，患者常有许多苦恼，便秘严重时会影响生活质量。便秘属于大肠传导功能失常，严格意义上不算一种疾病。因此必须结合粪便的性状、本人平时的排便习惯判断是否为便秘，如超过6个月即为慢性便秘。

按摩取穴
对症按摩足部穴位一览

　　经穴：解溪、太白、涌泉、大钟、三阴交、内庭、大都、商丘
　　奇穴：炉底三针

按摩反射区
对症按摩足部反射区图解展示

　　头部（大脑）、肾上腺、肾脏、输尿管、膀胱、胃、十二指肠、小肠、直肠及乙状结肠、肛门、腹腔神经丛、横结肠、降结肠、脾、胰、上身淋巴腺、下身淋巴腺。

　　针对便秘症状，按摩十二指肠、小肠、直肠及乙状结肠、肛门、降结肠、脾等反射区，可行气通便，主治结肠炎、便秘等症。

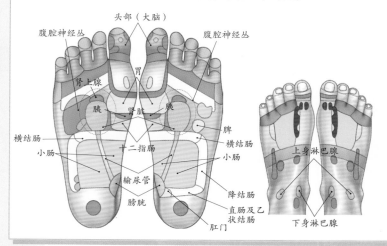

足部按摩流程
对症按摩分步详解

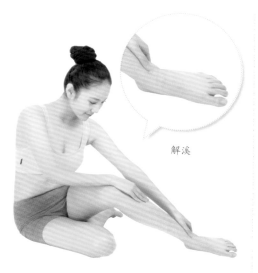

解溪

按揉足底涌泉穴2分钟；点按解溪、太白、内庭、大都、商丘、大钟、三阴交、炉底三针。各1～2分钟。

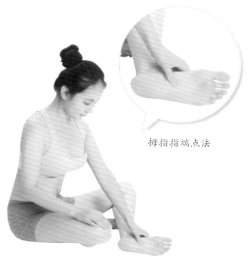

拇指指端点法

采用拇指指端点法、食指指间关节点法、拇指关节刮法、按法、食指关节刮法、双指关节刮法、拳刮法、拇指推法、擦法、拍法等按摩相应反射区。各操作3～5分钟，以局部酸痛为佳。

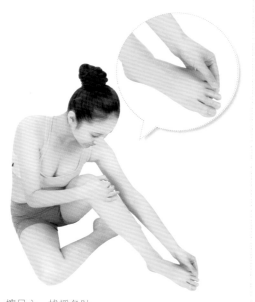

擦足心，拔摇各趾。

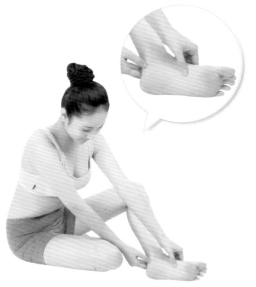

老年患者按摩手法宜柔和持续，多按揉肾反射区等区域。

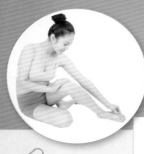

06 消化不良
点按大都、里内庭穴，调理肠胃

足浴配方

组方：

吴茱萸

桔梗

方法：
上述药材水煎取汁1000毫升浸足，可治疗小儿腹泻和消化不良。

健康贴士

1.按摩时手法应轻重相宜，避免造成患者不适。

2.按摩时室内温度应保持在22℃以上，避免着凉。

3.每天按摩5～10分钟，坚持3个月以上效果较好。

4.不宜在空腹或饭后进行按摩。

5.减轻精神压力，适当进行体育锻炼，合理调整饮食结构。

概述
疾病概念与简要论述

消化不良是由胃动力障碍所引起的疾病，临床症状表现为上腹痛、早饱、腹胀、嗳气等，不少患者同时伴有失眠、焦虑、抑郁、头痛、注意力不集中等精神症状。消化不良主要分为功能性消化不良和器质性消化不良。功能性消化不良涉及肝、脾等脏器，以中医调理为佳，宜采用健脾和胃，疏肝理气，消食导滞等方法进行治疗。

按摩取穴
对症按摩足部穴位一览

经穴：内庭、解溪、公孙、商丘、冲阳、大都、太白

奇穴：6号穴、里内庭

按摩反射区
对症按摩足部反射区图解展示

头部（大脑）、肾上腺、肾脏、胃、小肠、十二指肠、降结肠、横结肠、升结肠、肝脏、胆囊、脾、甲状腺、上身淋巴腺、下身淋巴腺。

针对消化不良症状，按胃、脾、小肠、十二指肠等反射区，可健脾和胃，调理肠胃，主治胃炎、消化不良等胃部疾病。

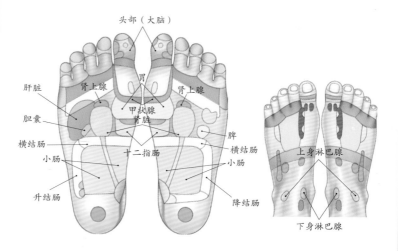

足部按摩流程
对症按摩分步详解

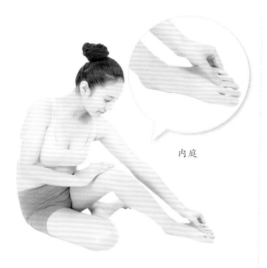

内庭

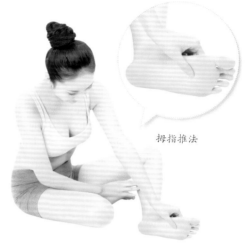

拇指推法

点揉经穴：内庭、解溪、公孙、商丘、冲阳、大都、太白；奇穴：6号穴、里内庭。各1~2分钟，力度适中。

采用拇指指端点法、食指指间关节点法、拇指关节刮法、按法、食指关节刮法、双指关节刮法、拳刮法、拇指推法、擦法、拍法等按摩相应反射区。各操作3~5分钟，以局部酸痛为佳。

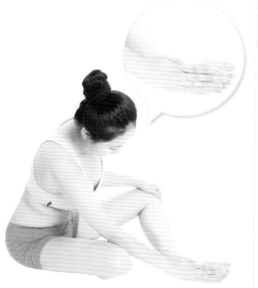

擦足底正中线。

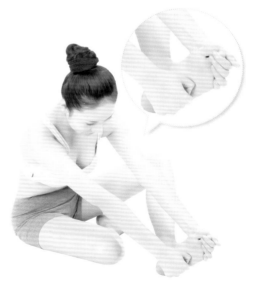

按摩手法宜柔和、持续，可根据病症加选相应穴区。

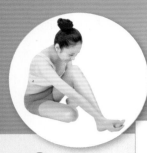

07 | 慢性胃炎
点按大都、19号穴，健胃消胀

足浴配方

组方：

生姜30克

木瓜500克

米醋500毫升

白芍50克

方法：
上述药材水煎浴足，每日1次，每次30分钟。

健康贴士

1. 平时注意营养摄入充足，多吃高蛋白及富含维生素的食物，防止贫血。

2. 口服抗生素治疗某种炎症疾病时，应同时饮用酸性物质。

3. 宜戒烟、忌酒。烟草中的有害成分会刺激胃黏膜，过量饮酒会导致胃黏膜充血。

概述
疾病概念与简要论述

慢性胃炎是由各种病因引起的胃黏膜慢性炎症，临床症状为上腹疼痛不适、上腹胀满、早饱、嗳气、恶心等。本病可发生于各年龄段，男性多于女性，随年龄增长发病率逐渐增高。本病常见病因有胃部长期受到伤害性刺激、反复摩擦导致损伤、饮食无规律、情绪不佳等。

按摩取穴
对症按摩足部穴位一览

经穴：内庭、大都、太白、公孙、解溪、隐白
奇穴：6号穴、10号穴、19号穴、平痛

按摩反射区
对症按摩足部反射区图解展示

头部（大脑）、小脑及脑干、肾上腺、肾脏、输尿管、膀胱、胃、十二指肠、腹腔神经丛、直肠及乙状结肠、肛门、心脏、肝脏、胆囊、甲状旁腺、上身淋巴腺、下身淋巴腺。

针对慢性胃炎症状，按胃、脾等反射区，可健胃消胀，治疗胃胀、胃炎等症。

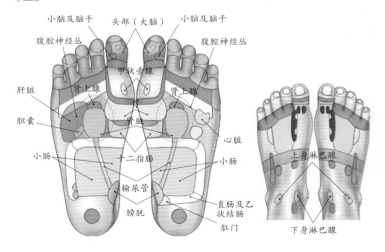

足部按摩流程
对症按摩分步详解

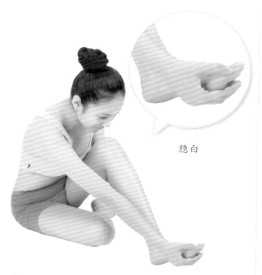

隐白

点按经穴：内庭、大都、太白、公孙、解溪、隐白；奇穴：6号穴、10号穴、19号穴、平痛。各2分钟。

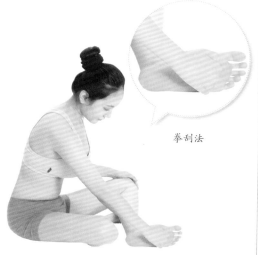

拳刮法

采用拇指指端点法、食指指间关节点法、拇指关节刮法、按法、食指关节刮法、双指关节刮法、拳刮法、拇指推法、擦法、拍法等按摩相应反射区。各操作3～5分钟，以局部酸痛为佳。

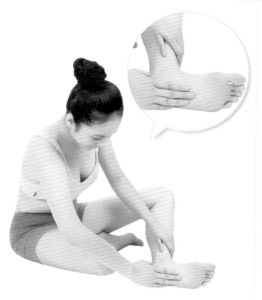

擦足底正中线。

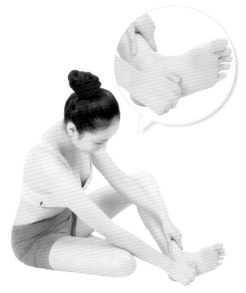

按摩手法宜中度柔和，操作时间可延长。可根据症状加选对应穴区。

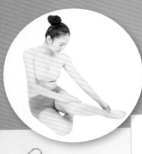

08 | 胃下垂

点按冲阳、19号穴，健胃止痛

足浴配方

组方：

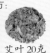

艾叶 20克

附子 20克

炒白术 20克

枳壳 10克

升麻 5克

方法：
上述药材加清水
1000毫升，煎沸
10分钟，水温后浸
足，每日1次，每
次30分钟。

健康贴士

1. 胃下垂患者多体质
较弱，因此要注意营养
摄入，平时应积极锻炼
身体。
2. 避免暴饮暴食，选
择营养丰富、易消化
的食物，另外要少食多
餐，以减轻胃的负担。
3. 不宜久站或剧烈跳
跃，饭后宜平卧半小时。

概述
疾病概念与简要论述

　　胃下垂指胃体下降至生理最低线以下的位置，常伴有十二指肠球部位置的改变。临床症状为腹胀及上腹不适、腹痛、恶心、呕吐、便秘等，长期胃下垂患者可伴随失眠、头痛、头昏、迟钝、抑郁等神经精神症状。

按摩取穴
对症按摩足部穴位一览

　　经穴：冲阳、商丘、内庭、隐白、太冲

　　奇穴：8号穴、10号穴、19号穴

按摩反射区
对症按摩足部反射区图解展示

　　头部（大脑）、胃、十二指肠、肾脏、肾上腺、输尿管、膀胱、肺及支气管、脾、腹腔神经丛、甲状腺、小肠、横结肠、降结肠、升结肠、直肠及乙状结肠、肛门、上身淋巴腺、下身淋巴腺。

　　针对胃下垂症状，按摩胃、十二指肠、小肠等反射区，可理气和胃，养气止痛，治疗胃炎、胃下垂、胃胀等症。

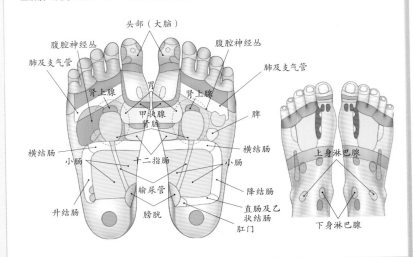

足部按摩流程
对症按摩分步详解

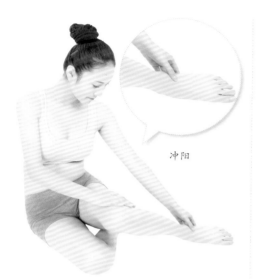

冲阳

持续按揉经穴：冲阳、商丘、内庭、隐白、太冲；奇穴：8号穴、10号穴、19号穴。各2分钟。

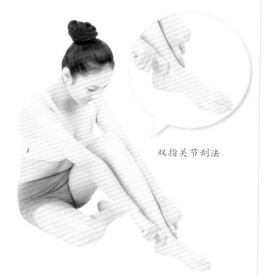

双指关节刮法

采用拇指指端点法、食指指间关节点法、拇指关节刮法、按法、食指关节刮法、双指关节刮法、拳刮法、拇指推法、擦法、拍法等按摩相应反射区。各操作3~5分钟，以局部酸痛为佳。

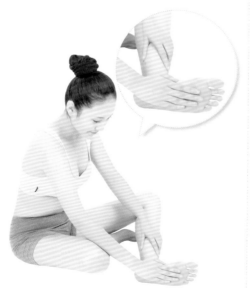

自足跟中点向足前端，沿足底正中线及内侧缘、外侧缘重推，擦足心。

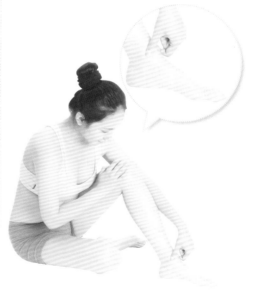

按摩手法宜缓和持续，操作时间可延长。结合病情可配合具有健脾、固肾、益气功效的穴区。

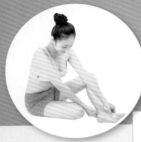

09 慢性肠炎
点按解溪、10号穴，舒筋活络

足浴配方

组方：

桂枝 20 克

麻黄 15 克

羌活 15 克

独活 15 克

红花 10 克

细辛 10 克

方法：
上述药材加清水适量，浸泡5～10分钟，水煎后浴足。

健康贴士

注意休息和补充营养，多吃易消化的食物，如米汤、蔬菜。如果腹寒、腹痛、腹泻，也可以喝姜汤，以调和胃气。同时还要忌食辛辣和油腻的食物。

概述
疾病概念与简要论述

　　慢性肠炎是由肠道的慢性炎症导致的，临床表现为间歇性腹部隐痛、腹胀、腹泻等，严重者可见黏液便或水样便。引起慢性肠炎的病因有很多，细菌、霉菌、病毒、原虫等微生物感染都可导致慢性肠炎。另外，过度疲劳、情绪激动、过度精神紧张、营养不良、肠道寄生虫等均可导致疾病发作。

按摩取穴
对症按摩足部穴位一览

　　经穴：解溪、冲阳、内庭、隐白、大都、太白、公孙、商丘

　　奇穴：6号穴、10号穴、19号穴、平痛

按摩反射区
对症按摩足部反射区图解展示

　　头部（大脑）、脑垂体、肝脏、脾、胃、直肠及乙状结肠、降结肠、横结肠、升结肠、腹腔神经丛、十二指肠、小肠、上身淋巴腺、下身淋巴腺。

　　针对慢性肠炎症状，按摩十二指肠、小肠、直肠及乙状结肠、降结肠、横结肠、升结肠等反射区，可清热，补虚，通便，主治直肠炎、直肠癌、便秘、乙状结肠炎、结肠炎等症。

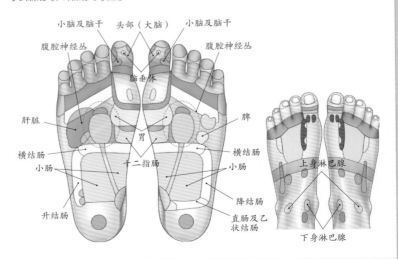

足部按摩流程
对症按摩分步详解

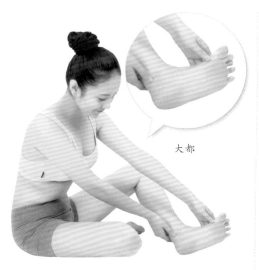

大都

按揉经穴：内庭、大都、公孙、解溪、冲阳、太白、商丘、隐白；奇穴：6号穴、10号穴、19号穴、平痛。各1~2分钟。

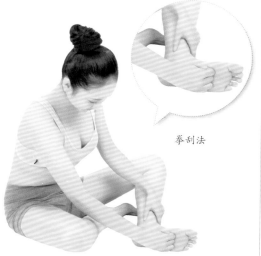

拳刮法

采用拇指指端点法、食指指间关节点法、拇指关节刮法、按法、食指关节刮法、双指关节刮法、拳刮法、拇指推法、擦法、拍法等按摩相应反射区。各操作3~5分钟，以局部酸痛为佳。

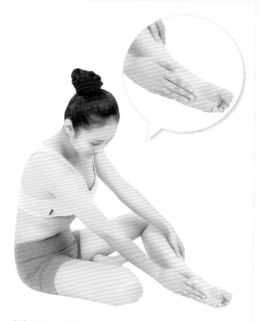

重擦足底正中线。

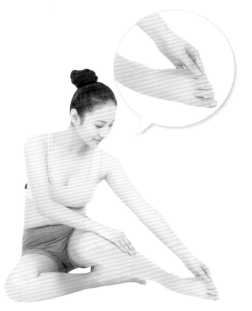

手法宜柔和持续，不宜过度用力。

香菇

性味归经：性平，味甘；入胃、肾、肝经。

功效：补肝肾，健脾胃，益气血，益智安神，美容养颜。

主治：食欲减退、少气乏力。

主要营养成分：B族维生素、铁、钾、维生素D等。

选购与贮藏：选择体圆齐正、菌伞肥厚、盖面平滑、质干不碎、手捏菌柄有坚硬感、放开后菌伞随即膨松如故的产品。鲜香菇可以放在2~4℃的低温环境条件下保存1周左右。

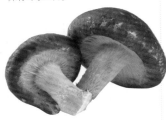

杏鲍菇

性味归经：性平，味甘；入胃经。

功效：抗癌，降血脂，润肠胃，美容养颜。

主治：肾亏、阳衰、腰痛、乏力。

主要营养成分：蛋白质、碳水化合物、维生素及钙、镁、铜、锌等矿物质。

选购与贮藏：菇体匀称结实，外形圆整的杏鲍菇一般质量比较好。应保存在2~4℃的环境下。

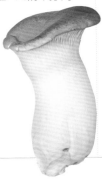

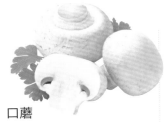

口蘑

性味归经：性平，味甘；入肺、心经。

功效：宣肺解表，益气安神。

主治：小儿麻疹、心神不安、失眠等。

主要营养成分：人体所必需的8种氨基酸以及多种维生素、尼克酸、维生素C等。

选购与贮藏：选择表面没有腐烂、形状比较完整、没有水渍、不发黏的产品。不耐鲜贮，应尽量现买现吃。

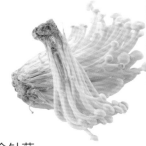

金针菇

性味归经：性寒，味甘；入胃、肾、肝经。

功效：补肝，益肠胃，抗癌。

主治：肝病、胃肠道炎症、溃疡病、肿瘤等病症。

主要营养成分：B族维生素、维生素C、碳水化合物、矿物质、胡萝卜素、多种氨基酸、植物血凝素、牛磺酸、香菇嘌呤、麦角甾醇、冬菇细胞毒素等。

选购与贮藏：挑选菌柄的长度大约在15厘米，而且菌伞是半球形的，不要张开的。金针菇不耐鲜贮，应尽快食用。

猴头菇

性味归经：性平，味甘；入胃、肾、肝经。

功效：利五脏，助消化，滋补身体。

主治：消化不良、胃溃疡、胃窦炎、胃痛、胃胀及神经衰弱等疾病。

主要营养成分：蛋白质、氨基酸、脂肪、多种维生素和无机盐。

选购与贮藏：选购新鲜时呈白色，干制后呈褐色或淡棕色的产品。一些人工栽培的猴头菇，以形体完整、茸毛齐全、体大、色泽金黄为优质产品。干制时注意密封防虫，一般能储存较长时间。

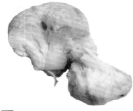

黑木耳

性味归经：性平，味甘；入脾、胃、心经。

功效：益气充饥，轻身强智，断谷疗痔。

主治：心脑血管疾病、结石症。

主要营养成分：蛋白质、脂肪、钙、磷、铁及胡萝卜素、维生素B_1、维生素B_2等。

选购与贮藏：朵大适度、耳瓣略展、朵面乌黑有光泽、朵背略呈灰白色的为上品。黑木耳贮藏适温为0℃，相对湿度95%以上为宜。因它是胶质食用菌，质地柔软，易发黏成僵块，需适时通风换气，以免霉烂。

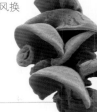

茶树菇

性味归经 性平，味甘；入脾、胃、肾经。

功效 补肾，利尿，渗湿，健脾，止泻。

主治 高血压、心血管疾病和肥胖症。

主要营养成分 18种氨基酸、B族维生素、多种矿物质如铁、钾、锌、硒等。

选购与贮藏 在挑选茶树菇的时候要注意粗细、大小是否一致。粗大的、杆色比较淡或白的也不好。稍微有些棕色或闻着有清香味的比较好。最好现买现吃，不宜长时间储存。

银耳

性味归经 性平，味甘；入肺、胃、肾经。

功效 补脾开胃，益气清肠，滋阴润肺。

主治 虚劳咳嗽、痰中带血、津少口渴、病后体虚、气短乏力。

主要营养成分 蛋白质、脂肪和多种氨基酸、矿物质及糖类等。

选购与贮藏 耳片色泽呈金黄色、有光泽，朵大体轻疏松，肉质肥厚，坚韧而有弹性，蒂头无耳脚、黑点，无杂质等为上好产品。干制品比较好保存，存放在干燥通风处即可。

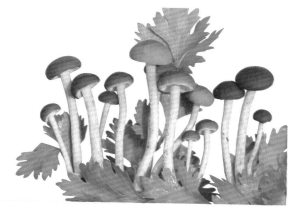

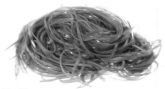

海带

性味归经 性寒，味咸；入肝、胃、肾经。

功效 消痰软坚，泄热利水，止咳平喘，祛脂降压，散结抗癌。

主治 甲状腺肿大、高血压、高脂血症、冠心病、糖尿病、动脉硬化、骨质疏松、营养不良性贫血及头发稀疏。

主要营养成分 藻胶酸、昆布素、半乳聚糖、海带氨酸、谷氨酸、天门冬氨酸、脯氨酸等氨基酸和维生素B_1、维生素B_2及胡萝卜素等。

选购与贮藏 质厚实、形状宽长、身干燥、色浓黑褐或深绿、边缘无碎裂或黄化现象的是优质海带。买回来后应尽可能在短时间内食用。如果不能食用完可冷藏在冰箱中。

榛蘑

性味归经 性温，味甘；入肺、胃经。

功效 益智开心，益气充饥。

主治 腰腿疼痛、佝偻病、癫病。

主要营养成分 甘露醇、D-苏糖醇、卵磷脂、麦角甾醇和甲壳质、维生素B_1、维生素B_2以及钙、磷、铁等。

选购与贮藏 选榛蘑最重要的就是闻香气，要选择香味正，味道浓的产品。榛蘑储存应晒干后，用袋装起来，或用线串起来，挂在阳台上。

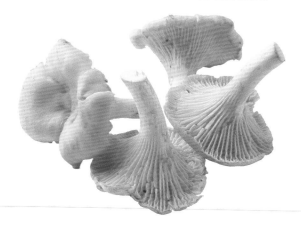

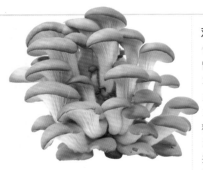

平菇

性味归经: 性平，味甘；入胃、肾、肝经。

功效: 补虚，抗癌。

主治: 消化系统疾病、心血管疾病、尿道结石症及癌症。

主要营养成分: 蛋白质、脂肪、糖类、纤维素、维生素B_1、维生素B_2以及钙、磷、铁等。

选购与贮藏: 购买平菇时，应选整齐的、颜色正常、质地脆嫩而肥厚，气味纯正清香，无杂味、无病虫害，八成熟的鲜平菇。可以在2~4℃低温环境条件下保存。

鸡腿菇

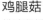

性味归经: 性平，味甘；入脾、胃经。

功效: 补益脾胃，清心安神。

主治: 消化不良、食欲不佳、痔疮。

主要营养成分: 蛋白质、脂肪、糖、钾、钠、钙、镁、磷等。

选购与贮藏: 菌盖应是圆柱形，并沿着边缘紧紧包裹着，直径2~13厘米为佳，颜色呈洁白至浅褐色为好。如果数量不多，可将鲜鸡腿菇根部的杂物除净，放入淡盐水中浸泡10~15分钟，捞出后沥干水分，再装入塑料袋中，可保鲜1星期。

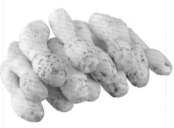

滑子菇

性味归经: 性平，味甘；入脾、胃经。

功效: 补脾胃，益气。

主治: 高血压、病毒性肝炎、便秘等。

主要营养成分: 蛋白质、维生素B_2、维生素C、维生素B_5、核苷酸等。

选购与贮藏: 菇体匀称结实，新鲜无异味的为好，可以晒干后保存。

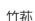

竹荪

性味归经: 性平，味甘；入肾、肝经。

功效: 滋补强壮，益气健体，补脑宁神。

主治: 高血压、神经衰弱、肠胃疾病等。

主要营养成分: 蛋白质、脂肪、碳水化合物、菌糖、粗纤维及水分等。

选购与贮藏: 好的竹荪有一点点甜味，颜色是淡黄色的。注意不要放在日光直射的地方和高温潮湿的地方，开封后请尽快食用。

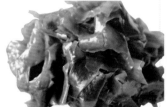

裙带菜

性味归经: 性凉，味甘。

功效: 清热，生津，通便。

主治: 便秘等。

主要营养成分: 氨基酸、钙、碘、锌、硒、叶酸和维生素A、B族维生素、维生素C等。

选购与贮藏: 以身干盐轻，颜色全青碧绿，少黄叶和深红色，味清香者为佳。新鲜裙带菜可晾干存储。干制品常温存储即可。

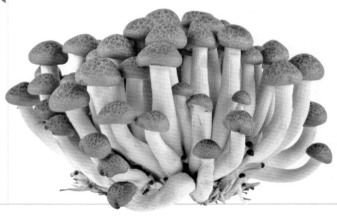

Chapter5
泌尿生殖系统与神经系统疾病足疗法

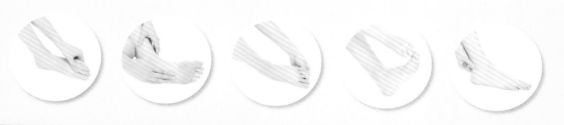

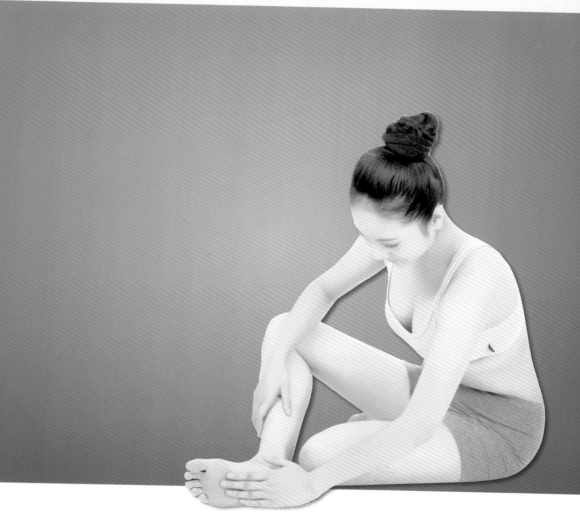

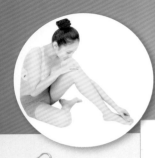

01 | 泌尿感染
点按行间、14号穴，清热通淋

概述
疾病概念与简要论述

　　泌尿感染是由细菌直接侵入尿路而引起的炎症，临床症状有尿频、尿急、尿痛等，有些患者还伴随血尿、腰痛等症状。泌尿感染初期由于受症状、认识和检验等方面的不良影响，而容易被患者忽视，从而延误了病情，因此发现症状就应予以重视。

按摩取穴
对症按摩足部穴位一览

　　经穴：行间、太溪、涌泉、大钟、水泉、照海

　　奇穴：14号穴、肾区、膀胱区

按摩反射区
对症按摩足部反射区图解展示

　　头部（大脑）、脑垂体、肾上腺、肾脏、输尿管、膀胱、胃、心脏、肝脏、肺及支气管、耳部区（平衡器官）、上身淋巴腺、下身淋巴腺。

　　针对泌尿感染症状，按摩肾上腺、肾脏、输尿管、膀胱等反射区，可清热泻火，通便，解毒，治疗排尿困难、泌尿感染等症。

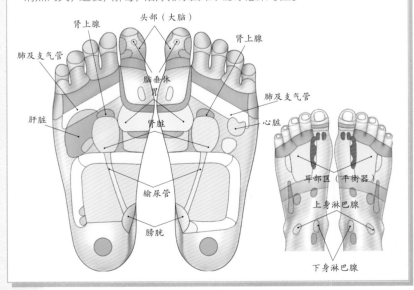

足浴配方

组方：

地参 30 克

黄柏 40 克

肉桂 20 克

熟附子片 10 克

升麻 60 克

方法：
上述药材加入清水1000毫升，浸泡40分钟，煎沸30分钟，去渣。把药液倒入盆内，待水温适宜时，浸泡双足30分钟。每日1次，7日为1个疗程。

健康贴士

1. 泌尿感染患者每天饮水量要达1500毫升以上，大量饮水可使尿量增多，以冲刷尿路细菌。
2. 患者应注意饮食清淡，少吃油腻及强刺激性的食物，不要饮酒。

足部按摩流程
对症按摩分步详解

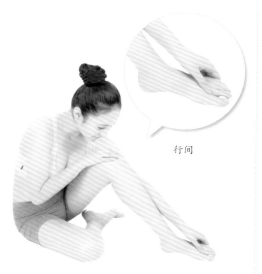

行间

点揉经穴：行间、太溪、涌泉、大钟、水泉、照海；奇穴：14号穴、肾区、膀胱区。各2～3分钟。

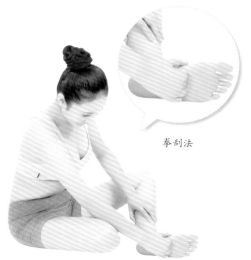

拳刮法

采用拇指指端点法、食指指间关节点法、拇指关节刮法、按法、食指关节刮法、双指关节刮法、拳刮法、拇指推法、擦法、拍法等按摩相应反射区。各操作3～5分钟，以局部酸痛为佳。

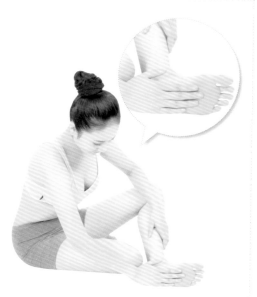

踩足跟、足心，擦足底正中线。

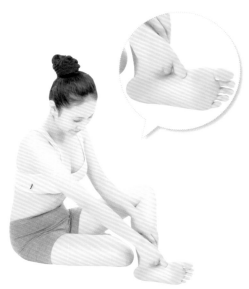

按摩手法应轻重得当，重点作用于足部泌尿生殖系统反射区。

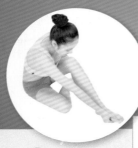

02 前列腺炎
点按涌泉、14号穴，清热排毒

足浴配方

组方：

丹参30克

鸡血藤30克

吴茱萸30克

黄连30克

肉桂30克

方法：

浴足前先饮一杯水，后将药汁倒入足浴盆中，水温以42~50℃为宜，浸足25分钟左右即可，身体发汗后再按摩，效果更佳。

健康贴士

1. 按摩时，忌用重力和反复按摩，以免引起疼痛和组织损伤。
2. 两次按摩应有时间间隔，忌频繁按摩，急性前列腺炎患者不能按摩。

概述
疾病概念与简要论述

前列腺炎是成年男性的常见病之一，是多种原因引起的前列腺的炎症，临床表现为尿急、尿频、尿痛、尿不尽等症状，急性感染者可伴有恶寒、发热、乏力等全身症状。前列腺炎发病也可能与季节、饮食、性生活、泌尿生殖道炎症等因素有关。

按摩取穴
对症按摩足部穴位一览

经穴：涌泉、然谷、太溪、三阴交、行间
奇穴：14号穴

按摩反射区
对症按摩足部反射区图解展示

头部（大脑）、脑垂体、腹腔神经丛、胆囊、肝脏、生殖腺、甲状旁腺、肾上腺、肾脏、输尿管、膀胱、下身淋巴腺。

针对前列腺炎症状，按摩生殖腺、肾上腺、肾脏、输尿管、膀胱等反射区，可补肾益精，清热解毒，治疗生殖系统方面的疾病。

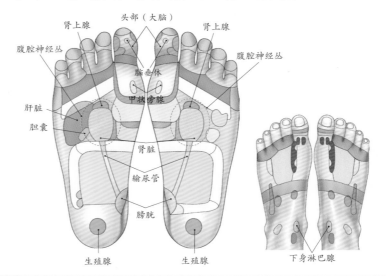

足部按摩流程
对症按摩分步详解

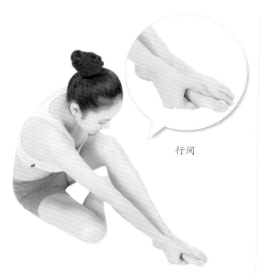

行间

揉按经穴：涌泉、然谷、太溪、行间、三阴交；奇穴：14号穴。各2分钟。

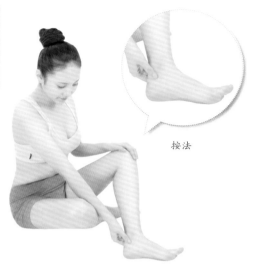

按法

采用拇指指端点法、食指指间关节点法、拇指关节刮法、按法、食指关节刮法、双指关节刮法、拳刮法、拇指推法、擦法、拍法等按摩相应反射区。各操作3～5分钟，以局部酸痛为佳。

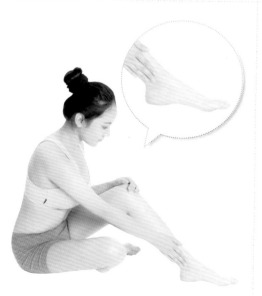

推擦足心及足内侧。

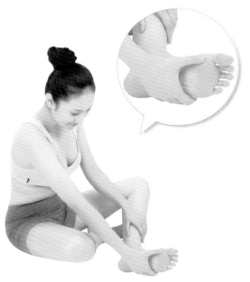

根据病症可加按相应穴区。按摩手法宜持续，力度适中。

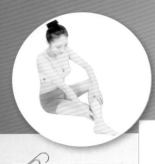

03 | 阳痿
点按涌泉、三阴交穴，健体养肾

足浴配方

组方：

巴戟天 20克

淫羊藿 20克

金樱子 20克

葫芦巴 20克

阳起石 25克

柴胡 15克

方法：
将阳起石先煎30分钟，去渣后与其余药物共煮30分钟，取汁浸泡双足。每日2次，每次30分钟。

健康贴士

1．每日按摩1次，手法应轻柔，以免影响效果。
2．身体虚弱、过度疲劳、睡眠不足、持续紧张的脑力劳动，都是发病因素。应当积极进行体育锻炼，增强体质。

概述
疾病概念与简要论述

　　阳痿即勃起功能障碍，是指有性欲要求时，阴茎不能勃起或勃起不坚，或者虽然有勃起且有一定程度的硬度，但不能保持性交的足够时间，因而妨碍性交或不能完成性交，是最常见的男性性功能障碍，发病率占成年男性的50%左右。大脑、激素、情感、神经、肌肉和血管等因素都可能导致阳痿。

按摩取穴
对症按摩足部穴位一览

　　经穴：涌泉、太溪、太冲、公孙、三阴交、解溪、陷谷

按摩反射区
对症按摩足部反射区图解展示

　　头部（大脑）、脑垂体、肾上腺、肾脏、生殖腺、输尿管、膀胱、心脏、肝脏、脾、肺及支气管、甲状腺、下身淋巴腺。
　　针对阳痿症状，按摩肾上腺、肾脏、生殖腺等反射区，可温肾壮阳，治疗生殖系统疾病、性功能低下等症。

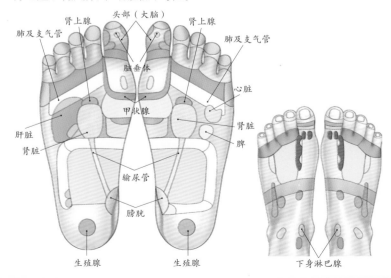

足部按摩流程
对症按摩分步详解

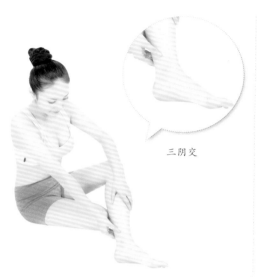

三阴交

点揉经穴：涌泉、太溪、太冲、公孙、解溪、陷谷、三阴交，各2～3分钟。

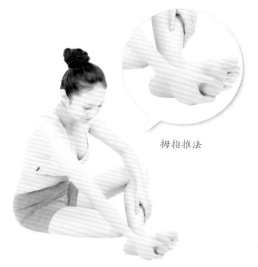

拇指推法

采用拇指指端点法、食指指间关节点法、拇指关节刮法、按法、食指关节刮法、双指关节刮法、拳刮法、拇指推法、擦法、拍法等按摩相应反射区。各操作3～5分钟，以局部酸痛为佳。

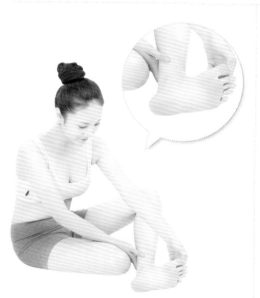

掐揉第1趾，擦足底正中线。

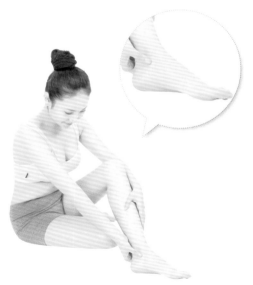

按摩手法宜持续，力度适中，可根据症状加按相关穴位。

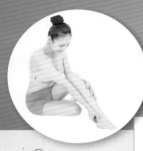

04 | 遗精
点按太冲、然谷穴，益气固肾

概述
疾病概念与简要论述

　　遗精是无性交活动时的射精，是青少年常见的生理现象。但在有规律的性生活时，经常遗精或遗精次数增多，则多属病态。该症多由过于注重性生活或生殖器官局部病变导致。

按摩取穴
对症按摩足部穴位一览

　　经穴：太冲、太溪、然谷、公孙、至阴、中封、三阴交

按摩反射区
对症按摩足部反射区图解展示

　　头部（大脑）、脑垂体、腹腔神经丛、肾脏、输尿管、膀胱、肾上腺、甲状腺、心脏、生殖腺、前列腺、阴茎。

　　针对遗精症状，按摩腹腔神经丛、肾脏、肾上腺、生殖腺、前列腺、阴茎等反射区，可补肾涩精，治疗生殖系统方面的疾病等。

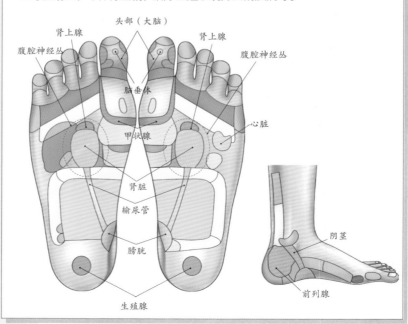

足浴配方

组方：

黄芩 10克

丹皮 10克

芡实 30克

女贞子 30克

狗脊 15克

知母 12克

黄柏 12克

方法：
诸药水煎取汁，每晚睡前浴足30分钟。

健康贴士

注意外生殖器的清洁，清洗时，应避免使用刺激性肥皂、泡沫剂等。勤换洗内裤，预防尿道炎。

足部按摩流程
对症按摩分步详解

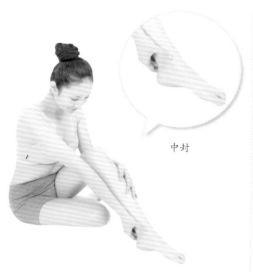

中封

点揉经穴：太冲、太溪、然谷、公孙、至阴、中封、三阴交，各2分钟。

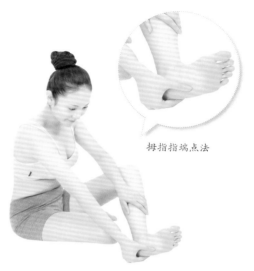

拇指指端点法

采用拇指指端点法、食指指间关节点法、拇指关节刮法、按法、食指关节刮法、双指关节刮法、拳刮法、拇指推法、擦法、拍法等按摩相应反射区。各操作3~5分钟，以局部酸痛为佳。

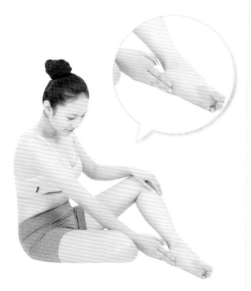

擦足底，推足跟。

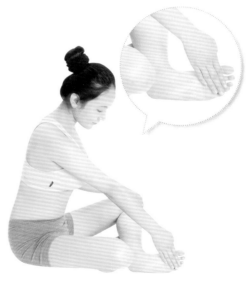

按摩手法宜持续，力度适中，可视病症加按相关穴位。

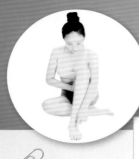

05 | 慢性肾炎
点按陷谷、肾区穴，益肾填精

足浴配方

组方：

麻黄 20克

川芎 20克

黄芪 20克

枸杞子 20克

苦参 20克

桑寄生 20克

方法：
诸药水煎，待水温40℃时浴足，至患者出汗，全过程30~40分钟，汗后静卧。每日1次，4周为1个疗程。

健康贴士

患者应注意休息，保持精神愉快，避免风寒，避免房事，戒烟戒酒。

概述
疾病概念与简要论述

慢性肾炎多发人群为青年、中年男性，临床表现为血尿、蛋白尿、高血压、水肿等症状。慢性肾炎病因多样，多数起病隐袭、缓慢。该症可导致不同程度的肾功能减退，渐进发展为慢性肾功能衰竭。

按摩取穴
对症按摩足部穴位一览

经穴：陷谷、太溪、然谷、涌泉、水泉、行间、蠡沟

奇穴：炉底三针、肾区

按摩反射区
对症按摩足部反射区图解展示

头部（大脑）、脑垂体、肾上腺、肾脏、心脏、肺及支气管、胃、小肠、输尿管、膀胱、耳部区（平衡器官）、胸部淋巴腺、上身淋巴腺、下身淋巴腺。

针对慢性肾炎症状，按肾上腺、肾脏、输尿管、膀胱等反射区，可补肾，填精，壮阳，治疗各类肾脏疾病。

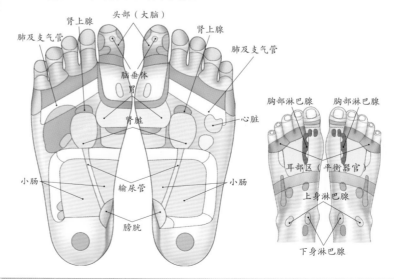

足部按摩流程
对症按摩分步详解

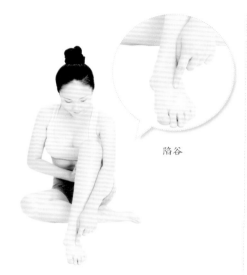

陷谷

点揉经穴：陷谷、太溪、然谷、水泉、行间、蠡沟、涌泉；奇穴：炉底三针、肾区。各2分钟左右。

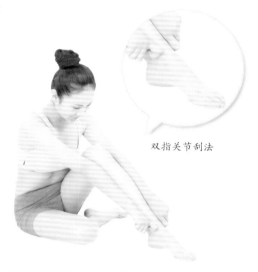

双指关节刮法

采用拇指指端点法、食指指间关节点法、拇指关节刮法、按法、食指关节刮法、双指关节刮法、拳刮法、拇指推法、擦法、拍法等按摩相应反射区。各操作3～5分钟，以局部酸痛为佳。

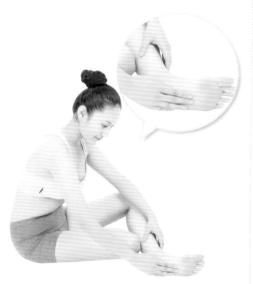

推擦足心，推足内踝、外踝部位。

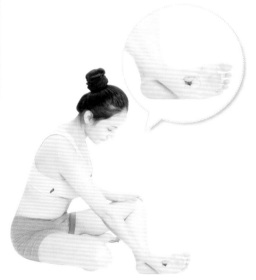

可根据病症加按对症穴区，力度适中。

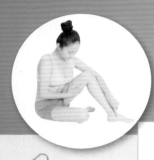

06 | 神经衰弱
点按太冲、3号穴，散热生气

概述
疾病概念与简要论述

　　神经衰弱是指精神活动能力减弱的一种精神系统疾病，主要表现为精神易兴奋、脑力易疲劳、睡眠障碍、记忆力减退、头痛等症状。该症多发于16～40岁，从事脑力劳动者占多数。在精神科或心理科医生的指导下，及时接受治疗，可缓解或治愈本病，预后良好。

按摩取穴
对症按摩足部穴位一览

　　经穴：厉兑、涌泉、太溪、三阴交、申脉、太冲
　　奇穴：3号穴、8号穴

按摩反射区
对症按摩足部反射区图解展示

　　头部（大脑）、小脑及脑干、脑垂体、肾上腺、肾脏、心脏、肝脏、脾、胃、膀胱、输尿管、小肠、直肠及乙状结肠、升结肠、横结肠、降结肠、十二指肠、甲状旁腺、甲状腺、上身淋巴腺、下身淋巴腺。

　　针对神经衰弱症状，按摩头部（大脑）、小脑及脑干、脑垂体等反射区，可镇静安神，舒筋通络，治疗头痛、头晕、神经衰弱等症。

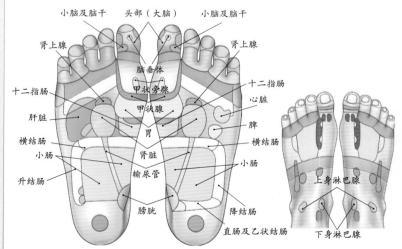

足浴配方

组方：

夜交藤60克

炒枣仁15克

合欢皮15克

柏子仁15克

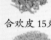

丹参15克

方法：
上述药材加清水1500毫升，煎沸10分钟，待水温后浴足。每日1～2次，每次30分钟。

健康贴士

1. 忌饮刺激性饮料、咖啡、浓茶、酒等。
2. 适当锻炼，有利于正常神经活动的恢复，有助于病情好转。
3. 体力劳动对本病患者十分有益，许多患者参加一定的体力劳动后，病情多会好转或痊愈。

足部按摩流程
对症按摩分步详解

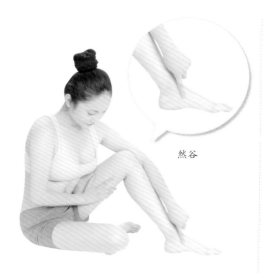

然谷

点揉经穴：厉兑、涌泉、申脉、太冲、太溪、三阴交；奇穴：3号穴、8号穴。各2分钟左右。

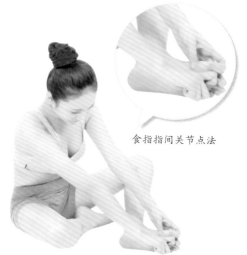

食指指间关节点法

采用拇指指端点法、食指指间关节点法、拇指关节刮法、按法、食指关节刮法、双指关节刮法、拳刮法、拇指推法、擦法、拍法等按摩相应反射区。各操作3～5分钟，以局部胀痛为佳。

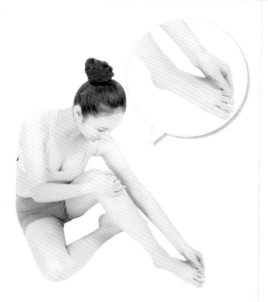

擦足心，捻捏各趾。

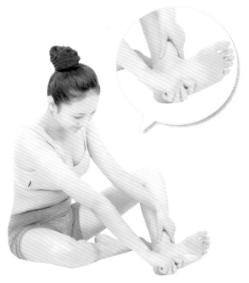

根据病症可加用相应穴区按摩，力度适中。

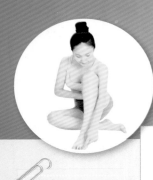

07 | 失眠
点按涌泉、心区穴，静心宁神

概述
疾病概念与简要论述

　　失眠即睡眠失常，临床表现为睡眠不足、不易入睡、全身乏力等症状。失眠多因身体状况不佳，如精神紧张、兴奋、抑郁、恐惧、压力过大等造成的，可根据不同的原因采取相应的措施。

按摩取穴
对症按摩足部穴位一览

　　经穴：涌泉、太溪、太冲、三阴交、足窍阴
　　奇穴：3号穴、失眠、心区、心包区

按摩反射区
对症按摩足部反射区图解展示

　　头部（大脑）、小脑及脑干、脑垂体、肾脏、肾上腺、膀胱、输尿管、腹腔神经丛、甲状旁腺、甲状腺、心脏、肝脏、脾、胃、小肠。

　　针对失眠症状，按摩头部（大脑）、小脑及脑干、脑垂体、腹腔神经丛、甲状旁腺、甲状腺等反射区，可安神宁心，治疗头痛、头晕、头昏、失眠等症。

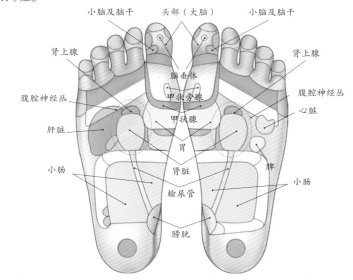

足浴配方
组方：

红花3~5克

川椒3~5克

荷叶3~5克

方法：
上述药材用开水浸泡10分钟后浴足，可安神定志，治疗各种类型的失眠。

健康贴士

1. 床的硬度和枕头的高度要适中。
2. 生活要有规律，每天按时上床睡觉，睡前不饮茶、咖啡等刺激性饮料，晚餐不宜过饱。
3. 饮食以清淡为宜，多食富含蛋白质、维生素的食品。

足部按摩流程
对症按摩分步详解

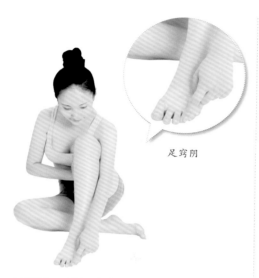

足窍阴

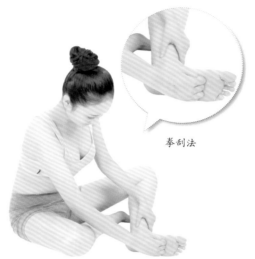

拳刮法

点揉经穴：太溪、太冲、三阴交、足窍阴；奇穴：3号穴、失眠、心区、心包区；重按涌泉穴。各1～3分钟。

采用拇指指端点法、食指指间关节点法、拇指关节刮法、按法、食指关节刮法、双指关节刮法、拳刮法、拇指推法、擦法、拍法等按摩相应反射区。各操作3～5分钟，以局部胀痛为佳。

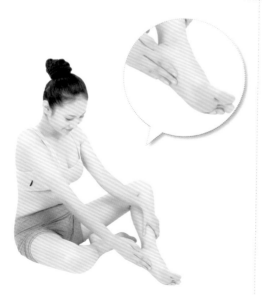

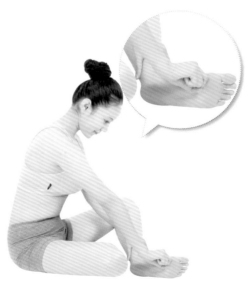

捻摇各趾，擦足底正中线。

可安排在睡前按摩，按摩后即躺下休息。可根据病症增加相关穴区。

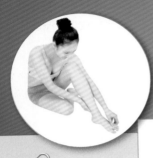

08 | 三叉神经痛

点按冲阳、2号穴，通络宁神

概述

疾病概念与简要论述

　　三叉神经痛是最常见的脑神经疾病，女性患者略多于男性，发病率可随年龄而增长。临床症状表现为一侧头面部反复发作的骤停、闪电样、刀割样、烧灼样、顽固性、难以忍受的剧烈性疼痛。疼痛历时数秒或数分钟，呈周期性发作，发作间歇期同正常人一样。

按摩取穴

对症按摩足部穴位一览

　　经穴：内庭、太冲、行间、冲阳、申脉

　　奇穴：2号穴

按摩反射区

对症按摩足部反射区图解展示

　　头部（大脑）、小脑及脑干、三叉神经、肾脏、输尿管、膀胱、肺及支气管、鼻、眼、耳、上身淋巴腺。

　　针对三叉神经痛症状，按摩头部（大脑）、小脑及脑干、三叉神经等反射区，可活血、通络、止痛，治疗偏头痛、眼眶痛、面部神经麻痹诱发的神经痛等症。

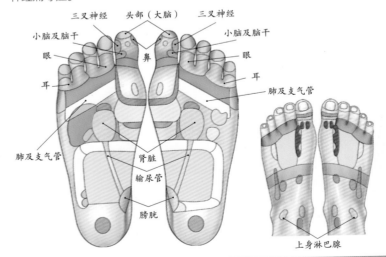

足浴配方

组方：

当归 10克

穿山甲 10克

元胡 10克

白芍 10克

麻黄 10克

川椒 10克

细辛 10克

方法：
上述药材水煎取汁浴足，每日2次，每次10～30分钟。1周为1个疗程。

健康贴士

1. 避免易诱发疼痛的机械动作。吃饭、漱口、说话、刷牙、洗脸等动作宜轻柔。
2. 多食软嫩、易嚼的食物，避免硬物刺激。戒烟、戒酒，少吃辛辣食物。

足部按摩流程
对症按摩分步详解

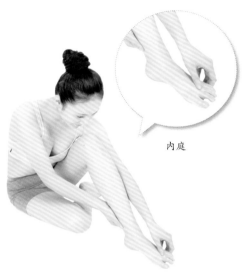

内庭

点揉经穴：内庭、太冲、行间、冲阳、申脉；奇穴：2号穴。各1分钟。

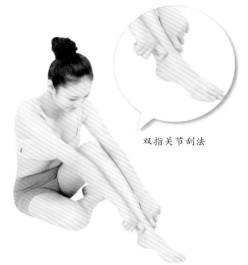

双指关节刮法

采用拇指指端点法、食指指间关节点法、拇指关节刮法、按法、食指关节刮法、双指关节刮法、拳刮法、拇指推法、擦法、拍法等按摩相应反射区。各操作3～5分钟，以局部胀痛为佳。

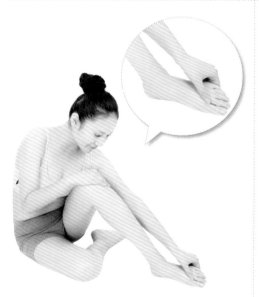

掐各趾趾蹼缘，重推足底各跖骨间隙及跖趾关节。

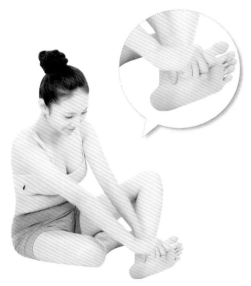

女性患者应先使用重手法，再用轻中度手法持续操作，未发病时亦可按摩以进行调节。

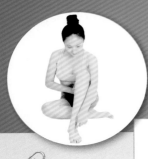

09 | 面瘫
点按冲阳、行间穴，行气通络

概述
疾病概念与简要论述

面瘫即面神经麻痹，是以面部表情肌肌群运动功能障碍为主要特征的一种常见病，一般表现为口眼歪斜，患者连最基本的抬眉、闭眼、鼓嘴等动作都无法完成。它是一种常见病、多发病，多见于男性，不受年龄限制。现代医学主要采用激素、B族维生素和理疗等方法治疗该病，针灸治疗为首选疗法。

按摩取穴
对症按摩足部穴位一览

经穴：陷谷、厉兑、冲阳、行间、太冲

按摩反射区
对症按摩足部反射区图解展示

头部（大脑）、小脑及脑干、三叉神经、肾脏、输尿管、膀胱、肺及支气管、鼻、眼、耳、上身淋巴腺、上颌、下颌。

针对面瘫症状，按摩鼻、眼、耳、上颌、下颌等反射区，可疏经通络，治疗面神经麻痹等症。

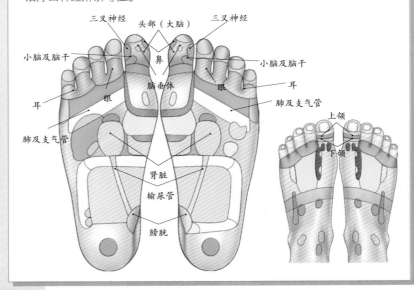

足浴配方

组方：

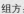

麻黄 15克

五加皮 15克

防风 15克

蝉蜕 15克

白附子 15克

方法：
上述药材加清水1000毫升，水煎浴足。每日1次，每次30分钟，5次为1个疗程。

健康贴士

1. 保持心情愉悦，缓解患者紧张情绪。患者在情绪稳定，身心处于最佳状态时接受治疗及护理，可以提高治疗效果。
2. 锻炼身体，增强体质，避免过度劳累，减轻工作压力。感冒、牙痛等疾病要及时接受系统治疗。

足部按摩流程
对症按摩分步详解

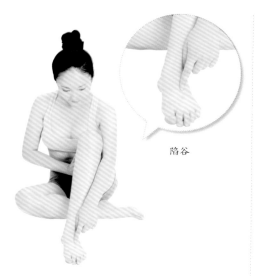

陷谷

点揉经穴：陷谷、厉兑、冲阳、行间、太冲，各2～3分钟，可点掐厉兑穴。

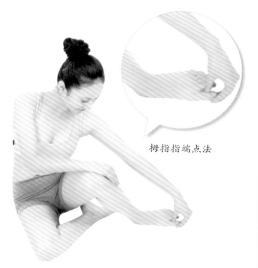

拇指指端点法

采用拇指指端点法、食指指间关节点法、拇指关节刮法、按法、食指关节刮法、双指关节刮法、拳刮法、拇指推法、擦法、拍法等按摩相应反射区。各操作3～5分钟，以局部胀痛为佳。

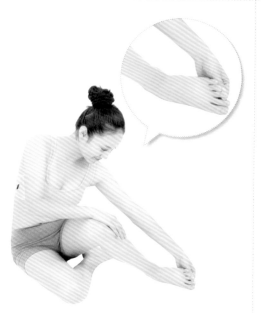

捻推、拔掐各趾。

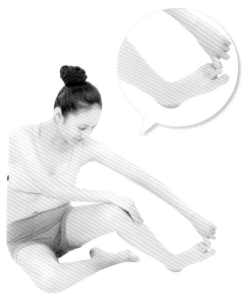

此症按摩手法可由轻至重再转轻，反复操作。

10 | 中风后遗症
点按昆仑、心区穴，息风通络

概述
疾病概念与简要论述

中风后遗症指中风偏瘫所遗留的一种病症，最常见的症状为半身不遂、口眼歪斜、言语障碍、吞咽障碍、认知障碍、日常活动功能障碍以及大小便障碍等。

按摩取穴
对症按摩足部穴位一览

经穴：太冲、仆参、解溪、金门、丘墟、中封、昆仑
奇穴：心区、肝区、肾区、足后四白

按摩反射区
对症按摩足部反射区图解展示

头部（大脑）、小脑及脑干、脑垂体、甲状旁腺、肾上腺、肾脏、心脏、肝脏、肺及支气管、脾、胃、小肠、肘关节、髋关节、膝关节、坐骨神经。

针对中风后遗症症状，按摩头部（大脑）、小脑及脑干、脑垂体等反射区，可镇静安神，疏经通络，治疗脑血管病变、中枢性偏瘫等症。

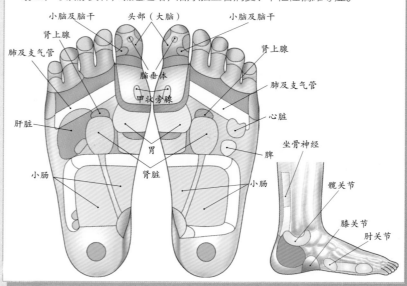

足浴配方
组方：

伸筋草 3 克

透骨草 3 克

红花 3 克

方法：
上述药材加水2000毫升，煮沸10分钟，混入温水中浴足，每日3次，2个月为1个疗程，用于中风后手足痉挛者。

健康贴士
中风后遗症患者需早日接受治疗，尤其是发病后的前3个月，是康复的最佳时机，患者在此期间应积极接受治疗。

足部按摩流程
对症按摩分步详解

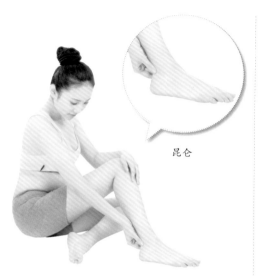

昆仑

重手法点按经穴：仆参、金门、太冲、解溪、丘墟、中封、昆仑；奇穴：心区、肝区、肾区、足后四白。各2~3分钟。

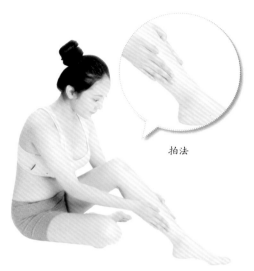

拍法

采用拇指指端点法、食指指间关节点法、拇指关节刮法、按法、食指关节刮法、双指关节刮法、拳刮法、拇指推法、擦法、拍法等按摩相应反射区。各操作3~5分钟，力度可逐渐加重。

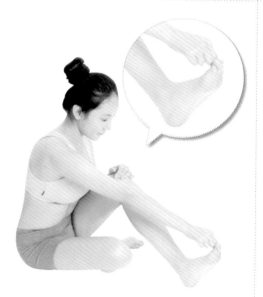

捻拔、活动各关节，患病一侧应加强操作力度。

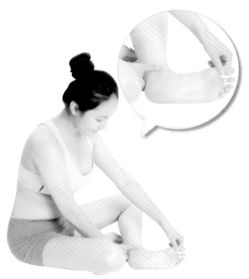

按摩前可先用相关药液浴足，亦可掐点足底各趾甲根缘，或可根据病症配合其他相应穴区按摩。

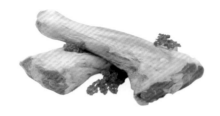

猪肉

性味归经： 性平，味甘；入脾、肾经。

功效： 补虚强身，滋阴润燥，丰肌泽肤。

主治： 病后体弱、产后血虚、面黄羸弱。

主要营养成分： 蛋白质及脂肪、碳水化合物、钙、磷、铁等。

选购与贮藏： 优质的猪肉，脂肪白而硬，且带有香味，肉的外面往往有一层稍带干燥的膜，肉质紧密，富有弹性，手指压后凹陷处立即复原。存放在冰箱的冷冻室内即可。

羊肉

性味归经： 性温，味甘；入脾、肾经。

功效： 暖中补虚，补中益气，开胃健身，补益肾气，养肝明目。

主治： 虚劳寒冷、五劳七伤。

主要营养成分： 蛋白质、脂肪、磷、铁、钙、维生素B₁、维生素B₂、维生素B₃、胆固醇等。

选购与贮藏： 正常的羊肉有一股很浓的羊膻味，有添加剂的羊肉的羊膻味很淡而且带有清臭。一般无添加剂的羊肉色呈爽朗的鲜红色，有问题的羊肉肉质呈深红色。应存放在冰箱的冷冻室内。

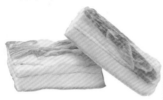

牛肉

性味归经： 性平，味甘；入脾经。

功效： 补脾胃，益气血，强筋骨。

主治： 虚损羸瘦、消渴、脾弱不运、痞满、水肿、腰膝酸软。

主要营养成分： 蛋白质、脂肪、B族维生素、钙、磷、铁、胆固醇等。

选购与贮藏： 看肉皮有无红点，无红点的是好牛肉，有红点者是坏牛肉；看肌肉，新鲜牛肉有光泽，红色均匀，较次的牛肉，肉色稍暗；看脂肪，新鲜牛肉的脂肪呈洁白色或淡黄色，次品牛肉的脂肪缺乏光泽，变质牛肉脂肪呈绿色。应存放在冰箱的冷冻室内。

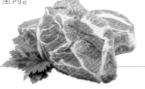

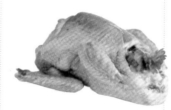

鸡肉

性味归经： 性平，味甘；入脾、胃经。

功效： 温中益气，补虚填精，健脾胃，活血脉，强筋骨。

主治： 营养不良、畏寒、乏力疲劳、月经不调、贫血、虚弱等。

主要营养成分： 蛋白质、脂肪、B族维生素、维生素A、维生素C、胆固醇、钙、磷、铁等。

选购与贮藏： 新鲜的鸡肉，眼球饱满，皮肤富有光泽，肌肉切面也具有光泽，且具有鲜鸡肉的正常气味。肉体表面微干，不黏手，用手指压肉后的凹陷可以立刻恢复。应存放在冰箱的冷冻室内。

兔肉

性味归经： 性凉，味甘；入肝、脾、大肠经。

功效： 补中益气，凉血解毒，清热止渴。

主治： 肥胖症、肝病、心血管疾病、糖尿病。

主要营养成分： 卵磷脂、脂肪和胆固醇、多种维生素和8种人体必需的氨基酸。

选购与贮藏： 新鲜的兔肉肌肉有光泽，红色均匀，脂肪为淡黄色；肌肉外表微干或微湿润，不黏手；肌肉有弹性，用手指压肌肉后的凹陷立即恢复。兔肉的贮存时间不宜过长，因为兔肉容易变质。在购买后可放入冰箱内，并在1~2天内吃完。

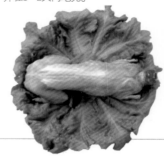

鸡蛋

性味归经： 性平，味甘；入肺经。

功效： 祛热止痢，镇心安神，安胎，止痒。

主治： 血虚所致的乳汁减少、眩晕、夜盲、病后体虚、营养不良、失眠烦躁、心悸、肺胃阴伤、失音、咽痛、呕逆等症。

主要营养成分： 矿物质、蛋白质、磷、锌、铁、维生素D、维生素E、维生素A、B族维生素。

选购与贮藏： 鲜鸡蛋的蛋壳上附着一层霜状粉末，蛋壳颜色鲜明、气孔明显属于新鲜之品，反之则为陈蛋。或者用左手握成窝圆形，右手将蛋放在圆形末端，对着日光看，新鲜蛋呈微红色，呈半透明状态，蛋黄轮廓清晰。储存时应竖着放，常温储存即可。

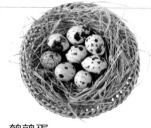

鹌鹑蛋

性味归经： 性平，味甘；入肝、肾经。

功效： 补气益血，强筋壮骨。

主治： 神经衰弱、贫血、慢性胃炎等症。

主要营养成分： 蛋白质、脑磷脂、卵磷脂、赖氨酸、胱氨酸、铁、磷、钙等。

选购与贮藏： 优质的鹌鹑蛋色泽鲜艳、壳硬，蛋黄呈深黄色，蛋清黏稠。鹌鹑蛋外面有自然的保护层，生鹌鹑蛋常温下可以存放45天，熟鹌鹑蛋常温下可存放3天。

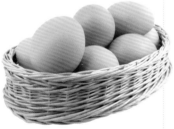

鸽蛋

性味归经： 性平，味甘；入肾经。

功效： 补肝肾，益精气，丰肌肤，助阳提神，清热解毒。

主治： 肾虚所致的腰膝酸软、疲乏无力、心悸失眠等症。

主要营养成分： 蛋白质、卵磷脂、铁、钙、维生素A、维生素B₁、维生素D等。

选购与贮藏： 把鸽蛋拿在手里放到耳边摇晃，如果听到里面有像水一样的流动声音，那就说明这个蛋已经不新鲜了。储存时应在冰箱内冷藏。

鸭蛋

性味归经： 性凉，味甘；入肺、胃经。

功效： 滋阴清热，生津益胃。

主治： 肺阴亏虚、干咳少痰、咽干而痛、胃阴亏虚、口干而渴、干呕、大便干燥等。

主要营养成分： 水分、蛋白质、脂肪、糖类、维生素A、维生素B₁、磷、铁、镁、钾、钠、氯等。

选购与贮藏： 选购时，握住鸭蛋左右摇晃，不发出声音的就是好的鸭蛋。鸭蛋宜放入冰箱内保存，放置时注意大头朝上，小头在下。

羊奶

性味归经： 性温，味甘；入肝、胃、心、肾经。

功效： 温润，补虚，养血。

主治： 虚劳羸瘦、消渴、反胃、呃逆、口疮等症。

主要营养成分： 蛋白质、脂肪、碳水化合物、维生素A、B族维生素、钙、钾、铁等。

选购与贮藏： 选择市售的产品时，注意看批号和生产日期即可。买回来后应该立刻放置在阴凉的地方，最好是放在冰箱里。

鸭肉

性味归经： 性寒，味甘；入肺、胃、肾经。

功效： 滋补，养胃，补肾，消水肿，止热痢，止咳化痰。

主治： 体质虚弱、食欲不振、发热、大便干燥和水肿。

主要营养成分： 蛋白质、脂肪、维生素B₆、碳水化合物、胆固醇、维生素A、B族维生素、维生素E、钙、磷、钾、钠、镁、铁、锌、硒、铜、锰等。

选购与贮藏： 鸭的体表光滑，呈乳白色，切开后切面呈玫瑰色，表明是优质鸭。如果鸭皮表面渗出轻微油脂，可以看到浅红或浅黄颜色，同时切面是暗红色，则表明鸭的质量较差。应存放在冰箱的冷冻室内。

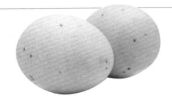

皮蛋

性味归经: 性凉,味辛;入肺、脾、大肠经。

功效: 解热,去大肠火。

主治: 眼痛、牙痛、高血压、耳鸣、眩晕等病症。

主要营养成分: 水分、蛋白质、脂肪、糖类、维生素A、维生素B₁、磷、铁、镁、钾、钠、氯等。

选购与贮藏: 选购时,将皮蛋放在手掌中掂一掂,品质好的皮蛋颤动大,无颤动的皮蛋品质较差;放在耳朵旁边摇动,品质好的皮蛋无响声,质量差的则有声音;而且声音越大质量越差,甚至是坏蛋或臭蛋。常温储存即可。

奶酪

性味归经: 性平,味甘;入胃、大肠经。

功效: 补胃,润肠,养阴,止渴。

主治: 虚热烦渴、肠燥便秘、肌肤枯涩、瘾疹瘙痒等症。

主要营养成分: 蛋白质、糖类、有机酸、钙、磷、钠、钾、镁等微量元素。

选购与贮藏: 检查包装是否完好,表面是否均匀,好的奶酪不应有气孔。当撕开内包装时,不应该有奶酪粘连在塑料薄膜上。闻一闻,应该有奶香味,如果有异味,说明已经变质了。奶酪的品种不同,保存方法不同。

酸奶

性味归经: 性平,味甘、酸;入心、肺、胃经。

功效: 生津止渴,补虚开胃,润肠通便,降血脂,抗癌。

主治: 身体虚弱、气血不足、营养不良、皮肤干燥、肠燥便秘等。

主要营养成分: 矿物质、钙、铁、磷、B族维生素等。

选购与贮藏: 选择市售的品种时,要注意看生产日期。酸奶中的活性乳酸菌在0~7℃的环境中会停止生长,但随着环境温度的升高,乳酸菌会快速繁殖、快速死亡,这时的酸奶就成了无活菌的酸性乳品,其营养价值也会大大降低。酸奶最好在开启后2小时内饮用。

牛奶

性味归经: 性平,味甘;入心、肺、胃经。

功效: 补虚损,益肺胃,生津润肠。

主治: 久病体虚、气血不足、营养不良、噎膈、反胃、胃及十二指肠溃疡、消渴、便秘。

主要营养成分: 钙、磷、铁、锌、铜、锰、钼。

选购与贮藏: 选择市售的商品,注意看生产日期即可。鲜牛奶应该立刻放置在阴凉的地方,最好是放在冰箱里。不要让牛奶曝晒或被灯光照射,牛奶不宜冷冻,放入冰箱冷藏即可。

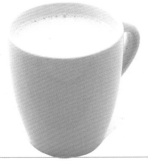

奶油

性味归经: 性平,味甘。

功效: 抗氧化,抗衰老,提高免疫力。

主治: 虚热烦渴、肠燥便秘、肌肤枯涩、瘾疹瘙痒等症。

主要营养成分: 脂肪、蛋白质和乳糖。

选购与贮藏: 选购奶油时,要挑选组织状态均匀紧密,黏稠度、弹性和延展性适宜,切面无水珠,边缘与中心部位均匀一致,气味纯正的产品。奶油的保存方法并不简单,绝不是随意放入冰箱中就可以的。最好先用纸将奶油仔细包好,然后放入奶油盒或密封盒中保存,这样,奶油才不会因水分蒸发而变硬,也不会沾染冰箱中其他食物的味道。

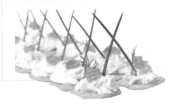

Chapter6
外科与皮肤科疾病足疗法

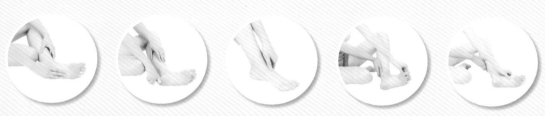

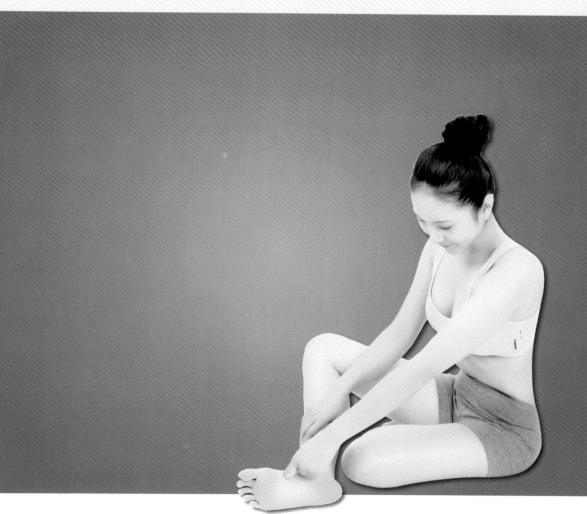

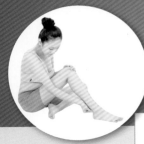

01 | 颈椎病
点按京骨、11号穴，舒筋止痉

足浴配方

组方：

当归 30 克

红花 20 克

刘寄奴 20 克

路路通 20 克

桑枝 15 克

白芥子 15 克

方法：
诸药加清水煎30
分钟，去渣取汁，
加2000毫升温水
浴足。每日2次，
每次熏泡40分钟，
病愈即止。

健康贴士

1. 枕头中央应该稍凹，
高度为10~15厘米。
2. 入睡时，颈部应枕在
枕头上，不能悬空，头部
后仰。习惯侧卧位者，
应该使枕头与肩齐平。

概述
疾病概念与简要论述

颈椎病又称"颈椎综合症"，是指因颈椎病变引起的相关疾病，主要由于颈椎长期劳损、骨质增生、椎间盘脱出致使颈椎神经或椎动脉受压，而出现的一系列功能性障碍，常表现为头晕、头痛、耳鸣、目眩、颈项疼痛等。严重者会出现下肢痉挛，行走困难，甚至瘫痪，少数有眩晕症状。此病多见于40岁以上患者。

按摩取穴
对症按摩足部穴位一览

经穴：昆仑、太冲、京骨、束骨、足通谷
奇穴：8号穴、11号穴

按摩反射区
对症按摩足部反射区图解展示

头部（大脑）、肾脏、颈椎、颈项、输尿管、膀胱、肺及支气管、胸椎、腰椎、骶骨、内尾骨、甲状旁腺、甲状腺、肾上腺。

针对颈椎病症状，按摩颈椎、颈项、胸椎、腰椎等反射区，可疏经通络，舒筋止痛，治疗颈部酸痛、颈部僵硬、落枕、颈椎病等症。

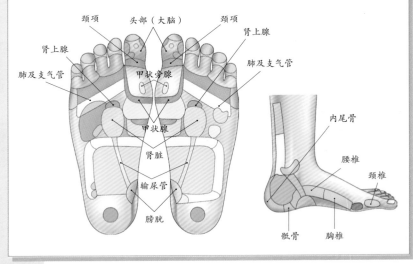

足部按摩流程
对症按摩分步详解

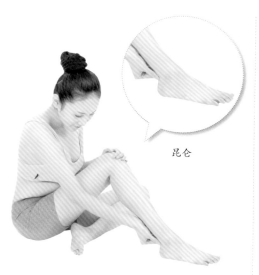

昆仑

点揉经穴：昆仑、太冲、京骨、束骨、足通；奇穴：8号穴、11号穴。各2~3分钟。

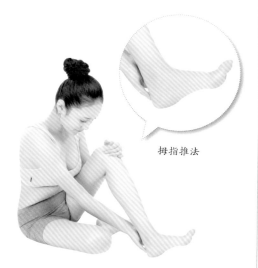

拇指推法

采用拇指指端点法、食指指间关节点法、拇指关节刮法、按法、食指关节刮法、双指关节刮法、拳刮法、拇指推法、擦法、拍法等按摩相应反射区。各操作3~5分钟，以局部酸痛为佳。

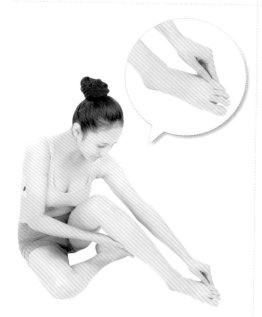

捻揉、摇拔各趾，重点按摩第1趾和第5趾跖趾关节。

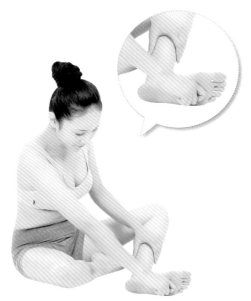

按摩手法宜深透，有症状的一侧可反复操作。

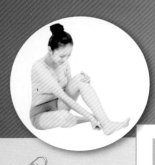

02 | 滑囊炎
点按太溪、束骨穴，除湿止痛

足浴配方

组方：

乌梅200克

方法：
乌梅加水煮30分钟，去梅，加白醋100克，浴足。

健康贴士

1. 注意休息，以使关节得到休息，减轻疼痛。休息是解决任何关节疼痛的有效方法。
2. 如果关节摸起来很痛，可冰敷止痛，以10分钟冰敷，10分钟休息的方法交替进行。
3. 如果疼痛的部位位于手肘和肩膀，建议将手臂自由地摆动，以缓解疼痛。
4. 加强劳动保护，养成劳作以后用温水洗手的习惯。
5. 不要穿鞋面较窄的鞋子，长期穿这种鞋，双脚受到挤压、摩擦，易造成滑囊炎。

概述
疾病概念与简要论述

　　滑囊炎是指滑囊的急性或慢性炎症，大多由外伤引起，部分是直接暴力损伤所致。有些是关节屈、伸、外展、外旋等动作过度，经反复、长期、持续的摩擦和压迫，使滑囊劳损所致，故又称"创伤性滑囊炎"。临床症状为滑囊积液及疼痛。凡摩擦力或压力较大的地方，都有滑囊存在，常因摩擦、加压而引起的滑囊炎，休息后多能自行缓解。

按摩取穴
对症按摩足部穴位一览

　　经穴：复溜、太溪、金门、申脉、仆参、解溪、束骨、丘墟、中封

按摩反射区
对症按摩足部反射区图解展示

　　头部（大脑）、脑垂体、肾上腺、肾脏、甲状腺、肩、腰椎、颈椎、膀胱、输尿管。

　　针对滑囊炎症状，按摩肩、腰椎、颈椎等反射区，可通经活络，止痛，利关节，治疗关节肿痛等症。

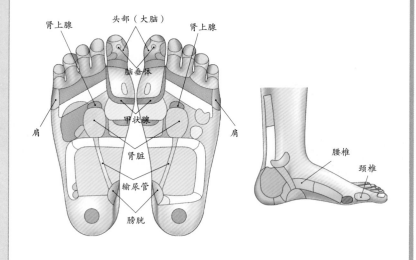

足部按摩流程
对症按摩分步详解

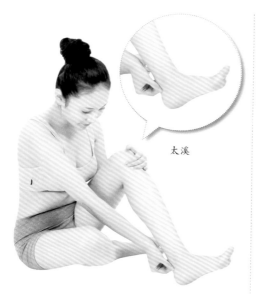

太溪

点按经穴：金门、复溜、束骨、太溪、丘墟、中封、申脉、仆参、解溪，各1～2分钟。

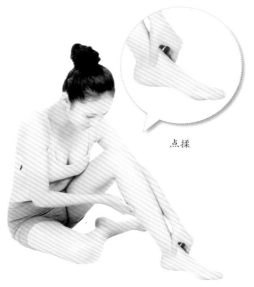

点揉

针对相应穴位，以重手法点揉。

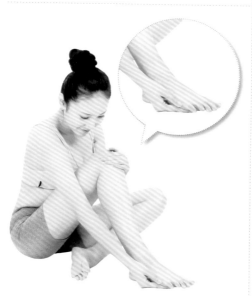

可选对应发病部位的相应节段摩推，如肩峰发病可选肩反射区等。

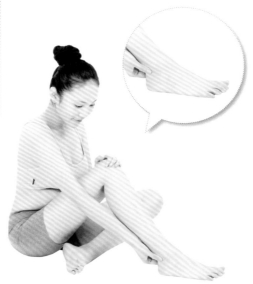

保证充足睡眠有利于病症痊愈，症状消除后可继续对相应穴区进行按摩以巩固疗效。

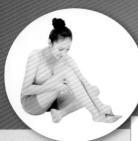

03 | 肩背肌筋膜炎
点按束骨、11号穴，通络止痉

概述
疾病概念与简要论述

　　肩背肌筋膜炎是肩背部肌肉、筋膜等组织的一种非特异性炎症疾病，属于纤维质炎的一种。患处肌肉酸痛，压之可触及条索状物，揉压患处感到舒适或症状减轻。临床症状为肩背部酸痛、肌肉僵硬发板、有沉重感，或两臂沉重无力。常于晨起、劳累后或天气变化时症状加重。通过促进血液循环，改善肩背周围组织营养，可消肿、消炎和镇痛，能有效治疗疾病。

按摩取穴
对症按摩足部穴位一览

　　经穴：昆仑、地五会、照海、束骨、丘墟、太白

　　奇穴：11号穴

按摩反射区
对症按摩足部反射区图解展示

　　肾上腺、肾脏、甲状腺、肩、斜方肌、腰椎、颈椎、肝脏、脾。
　　针对肩背肌筋膜炎症状，按摩肩、斜方肌、腰椎、颈椎等反射区，可通经活络，祛风除湿，治疗肩周炎、肩颈综合症、手臂麻木等症。

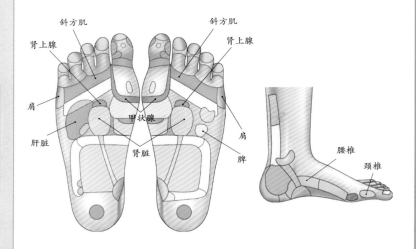

足浴配方
组方：

荆芥 15克

防风 15克

蒲公英 15克

地丁 15克

红花 15克

方法：
上述诸药加清水浸泡5～10分钟后，水煎取汁，放入浴盆中，待水温适宜时浴足。

健康贴士

1. 避免长时间地低头工作，低头20分钟或30分钟后，一定要活动肩背，抬头挺胸，伸臂摆动。或者上下左右转动头部，或者双手叉腰，身体向后仰。

足部按摩流程
对症按摩分步详解

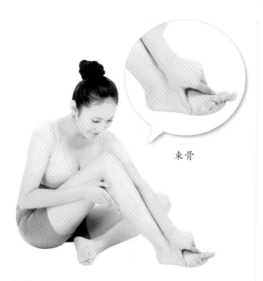

束骨

点按经穴：昆仑、地五会、照海、束骨、丘墟、太白；奇穴：11号穴。各2～3分钟。

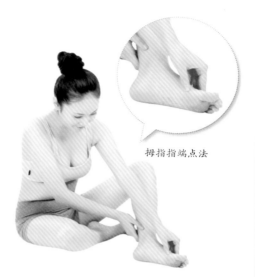

拇指指端点法

采用拇指指端点法、食指指间关节点法、拇指、食指、双指关节刮法、拳刮法、拇指推法、擦法、拍法等按摩相应反射区。各操作3～5分钟，以局部酸痛为佳，可加推足心及足底内侧缘、外侧缘。

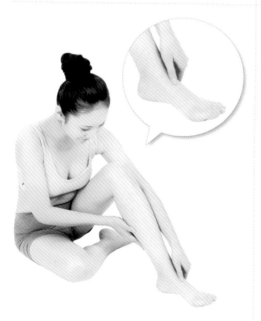

按摩前，患者可先做准备活动，以放松肩背肌肉。

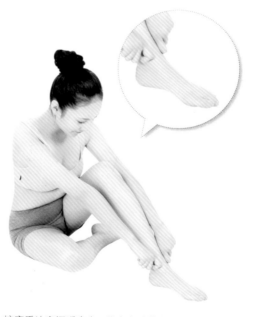

按摩手法宜深透有力，注意患处的保暖及休息。

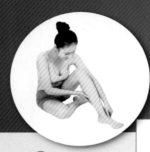

04 | 关节炎
点按昆仑、15号穴，除湿止痉

足浴配方

组方：

生姜

方法：
取枣大小的一块生姜，放入水中煮开后浴足用于风湿病、类风湿性关节病。

健康贴士

1. 多吃高蛋白、高热量、宜消化的食物。不宜吃辛辣刺激、生冷、质硬的食物。
2. 急、慢性风湿性关节炎急性发作时，应卧床休息2~3周，待炎症消除后，可逐渐恢复身体运动。
3. 风湿性关节炎患者如伴有细菌感染，应进行积极彻底的治疗。青霉素为首选抗生素。
4. 患者应适当控制饮食、减轻体重，以减轻关节负担。

概述
疾病概念与简要论述

　　关节炎泛指发生在人体关节及其周围组织的炎症，临床表现为关节的红、肿、热、痛、功能障碍以及畸形等。关节炎的病因复杂，主要与炎症、自身免疫功能、感染、代谢紊乱、创伤、退行性病变等因素有关。关节炎分为数十种，我国的关节炎患者达1亿人次以上，症状严重者可能会出现关节残疾，影响生活质量。

按摩取穴
对症按摩足部穴位一览

　　经穴：昆仑、太冲、申脉、解溪、三阴交、束骨

　　奇穴：15号穴、趾平

按摩反射区
对症按摩足部反射区图解展示

　　头部（大脑）、脑垂体、甲状旁腺、肾上腺、肾脏、输尿管、膀胱、颈椎、腰椎、骶骨、尾骨内侧。

　　针对关节炎症状，按摩颈椎、腰椎等反射区，可活血通络，祛风除湿，止痛，治疗各种关节炎。

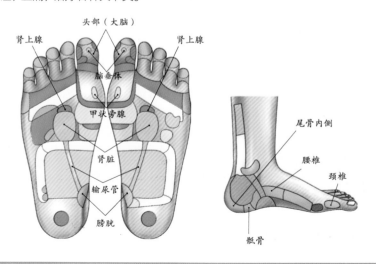

足部按摩流程
对症按摩分步详解

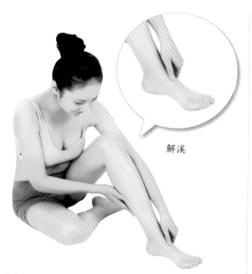

解溪

点揉经穴：昆仑、申脉、解溪、三阴交、束骨、太冲；奇穴：15号穴、趾平。各2～3分钟。

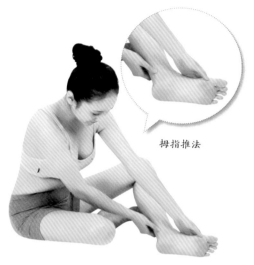

拇指推法

采用拇指指端点法、食指指间关节点法、拇指关节刮法、按法、双指关节刮法、拳刮法、拇指推法、擦法、拍法等按摩相应反射区。各操作3～5分钟，以局部胀痛为佳，重点在脊椎、肾反射区。

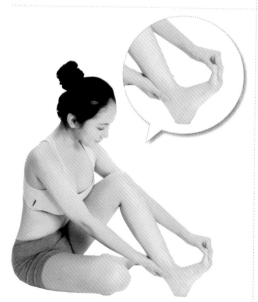

按揉足部各小关节至踝关节，重推足底、足背侧跖骨间隙，捻拔摇各趾及踝关节。

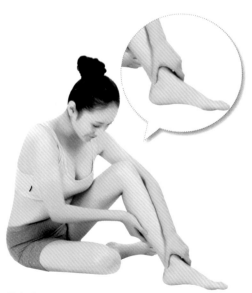

此病按摩手法宜轻巧灵活，可根据病症配合选用相应穴区。

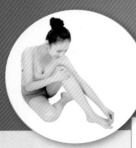

05 丹毒
点按涌泉、申脉穴，益气排毒

概述
疾病概念与简要论述

丹毒是一种累及真皮浅层淋巴管的感染，发病较急，好发于头面部和下肢。皮肤皲裂或溃疡、发炎等均可导致此病。致病菌可潜伏于淋巴管内，引起该病复发。患处可出现高温、触痛、灼痛等症，也可出现脓疱、水疱或小面积的出血性坏死。

按摩取穴
对症按摩足部穴位一览

经穴：涌泉、侠溪、厉兑、行间、隐白、太白、申脉

按摩反射区
对症按摩足部反射区图解展示

头部（大脑）、脑垂体、肝脏、脾、肺及支气管、肾脏、肾上腺、胃、膀胱、输尿管、上身淋巴腺、下身淋巴腺、胸部淋巴腺。

针对丹毒症状，按摩上身淋巴腺、下身淋巴腺、胸部淋巴腺等反射区，可增强机体免疫力，治疗各种炎症。

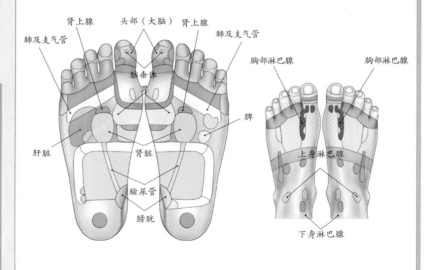

足浴配方

组方：

金银花 20 克

玄参 15 克

当归 10 克

甘草 6 克

方法：
上述药材加清水2000毫升，煎至水剩1500毫升时，取药液倒入盆中，先熏蒸，待水温后浴足。每晚临睡前泡洗1次，每次40分钟，7天为1个疗程。

健康贴士

1. 丹毒属接触性传染病，如条件允许可暂时将患者与家人隔离。
2. 患者如发热至38.5℃以上，可用冰敷法为其降温，同时可根据医嘱服用退热药物。
3. 因丹毒有传染性，所以接触患者后一定要用肥皂洗净双手。

足部按摩流程
对症按摩分步详解

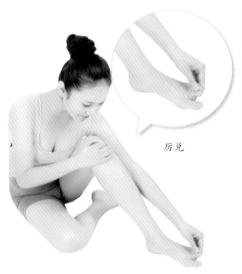

厉兑

重点涌泉穴，点揉侠溪、厉兑、行间、隐白、太白、申脉等穴，各1~3分钟。

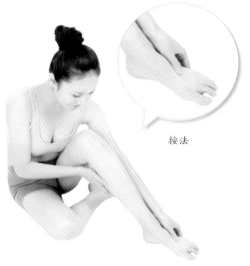

按法

采用拇指指端点法、食指指间关节点法、拇指关节刮法、按法、食指关节刮法、双指关节刮法、拳刮法、拇指推法、擦法、拍法等按摩相应反射区。各操作3~5分钟，以局部酸痛为佳。掐各趾趾甲根。

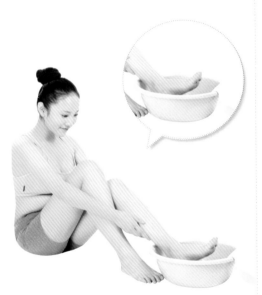

按摩前，可先用热水浴足。

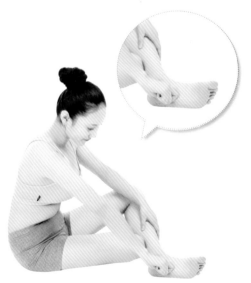

按摩手法宜有力深透，以加速毒素排出，协助药物发挥更好的效果。

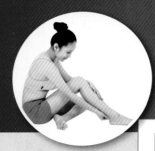

06 | 神经性皮炎
点按解溪、8号穴，通经活络

足浴配方

组方:

丁香 15克

苦参 15克

大黄 15克

地肤子 15克

黄柏 15克

方法:
上述药材加清水适量，浸泡5～10分钟，煎药取汁浴足。每次5～10分钟，每日2次，每天1剂，连用5～10天。

健康贴士

多吃新鲜蔬果，少吃海鲜、羊肉等发物，避免饮酒和食用刺激性食物。

概述
疾病概念与简要论述

神经性皮炎是一种以皮肤苔藓样变及剧烈瘙痒为特征的慢性炎症性疾病，又称"慢性单纯性苔藓"。一般认为本病的发生可能是大脑皮质抑制和兴奋功能紊乱所致。常先有局部瘙痒，经反复搔抓、摩擦后，皮肤迅速出现苔藓样变，瘙痒加剧。精神紧张、焦虑、抑郁，局部刺激均可诱发该病，饮酒、进食辛辣食物可加重病情。

按摩取穴
对症按摩足部穴位一览

经穴：三阴交、隐白、公孙、京骨、解溪、太溪

奇穴：8号穴、11号穴、27号穴

按摩反射区
对症按摩足部反射区图解展示

头部（大脑）、脑垂体、肝脏、脾、肺及支气管、肾脏、肾上腺、心脏、输尿管、膀胱。

针对神精性皮炎症状，按摩肾脏、肾上腺等反射区，可清热泻火，通经活络，治疗各种皮肤炎症。

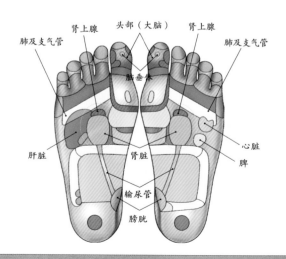

足部按摩流程
对症按摩分步详解

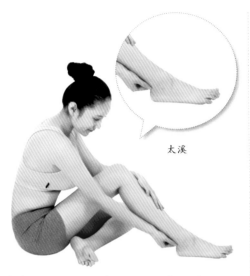

太溪

点按经穴：三阴交、隐白、公孙、京骨、解溪、太溪；奇穴：8号穴、11号穴、27号穴。各2~3分钟。

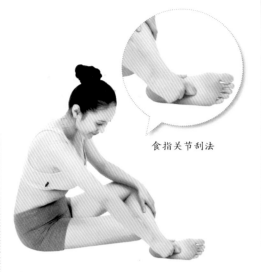

食指关节刮法

采用拇指指端点法、食指指间关节点法、拇指关节刮法、按法、食指关节刮法、双指关节刮法、拳刮法、拇指推法、擦法、拍法等按摩相应反射区。各操作3~5分钟，以局部酸痛为佳。

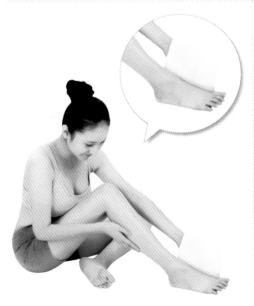

同时也可采用足浴疗法，用相关药液清洗患处，浴后充分擦干，避免过多地刺激患处。

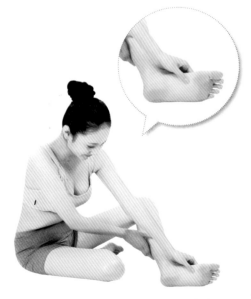

通过按摩可增加皮肤适应性，改善局部营养，利于控制病情、治疗病症。

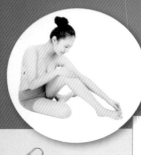

07 | 痤疮
点按申脉、足窍阴穴，排毒止痛

组方1：

皂角　50克

透骨草　50克

方法：
诸药研末，开水浸泡至水温，先洗脸后浴足，每次20分钟，每日1次，10次为1个疗程。

组方2：

大黄　20克

黄柏　20克

黄连　20克

方法：
诸药水煎2次，取汁混合，待水温，先洗脸后浴足，每次10~20分钟，每日1次。

健康贴士

保持营养均衡，尽量少吃或不吃辛辣的食物，不吃强刺激性的食物，戒烟戒酒。

概述
疾病概念与简要论述

　　痤疮是毛囊皮脂腺的一种慢性炎症性皮肤病，主要好发于青少年，俗称"青春痘"，是皮肤科最常见的疾病之一。痤疮的发生主要与皮脂分泌过多、毛囊皮脂腺导管堵塞、细菌感染和炎症反应等因素密切相关。好发于面颊、额部和鼻唇沟，其次是胸部、背部和肩部，有粉刺、丘疹、脓疱、囊肿结节几种类型。

按摩取穴
对症按摩足部穴位一览

　　经穴：申脉、足窍阴、内庭、三阴交

按摩反射区
对症按摩足部反射区图解展示

　　肾脏、肾上腺、肺及支气管、心脏、头部（大脑）、生殖腺、膀胱、输尿管。

　　针对痤疮症状，按摩肾脏、肾上腺、肺及支气管等反射区，可清热化湿，治疗各种皮肤炎症。

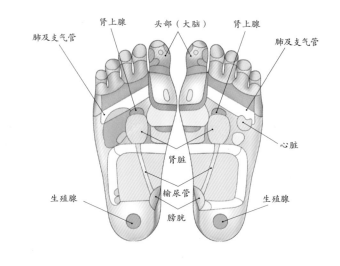

足部按摩流程
对症按摩分步详解

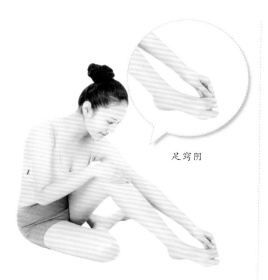

足窍阴

点掐足窍阴穴，揉内庭穴、三阴交穴、申脉穴，各2～3分钟。

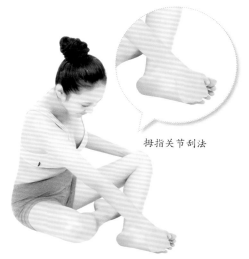

拇指关节刮法

采用拇指指端点法、食指指间关节点法、拇指关节刮法、按法、食指关节刮法、双指关节刮法、拳刮法、拇指推法、擦法、拍法等按摩相应反射区。各操作3～5分钟，以局部酸痛为佳。

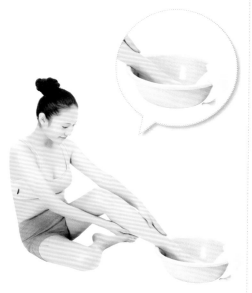

按摩同时可用相关药液浴足，按摩时的手法宜中度持续。

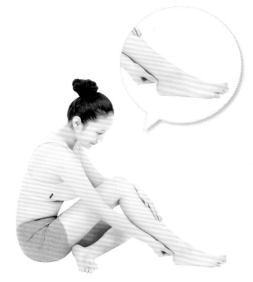

治疗期间，禁食辛辣、刺激性食物，可加用胃及循环系统相应穴区以配合治疗。

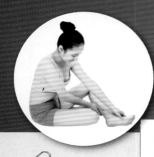

08 | 疥病
点按公孙、足窍阴穴，清热泻火止痛

概述
疾病概念与简要论述

疥病是由疥螨在人体皮肤表皮层内引起的接触性、传染性皮肤病，可在家庭及接触者之间传播流行。其症状主要表现为肘窝、腋下、臀部、腿部等出现针头大小的丘疹和水疱，甚痒，夜间瘙痒加剧。本病多因接触传染，疥螨潜隐皮肤所致，血虚风燥、营养失调者易得此病。

按摩取穴
对症按摩足部穴位一览

经穴：公孙、太冲、厉兑、大都、足窍阴

按摩反射区
对症按摩足部反射区图解展示

肾脏、肾上腺、输尿管、膀胱、生殖腺、肝脏、脾、胸部淋巴腺。

针对疥病症状，按摩肾脏、肾上腺、脾、胸部淋巴腺等反射区，可清热解毒，治疗各种炎症、皮肤病。

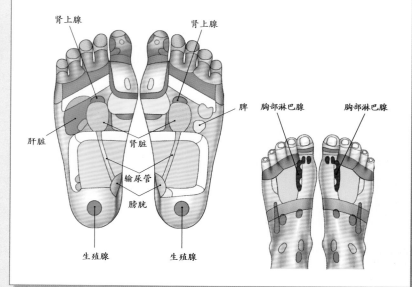

足浴配方

组方：

杏仁 45克

绿茶 10克

方法：
上述药材加水2000毫升，煎煮30分钟，取药汁装瓶，外搽脸部及手臂，余下的药液倒入盆中浴足。每次浴足30分钟，20天为1个疗程。可消炎杀菌，补充维生素及矿物质。

健康贴士

1. 注意个人卫生，勤洗澡、勤换衣、勤晒被褥。患者换下的衣服要煮沸灭虫，不能煮烫者用塑料袋包扎1周后，待疥螨饿死后再清洗。
2. 疥疮传染性较强，与患者有密切接触的亲属应同时接受治疗。

足部按摩流程
对症按摩分步详解

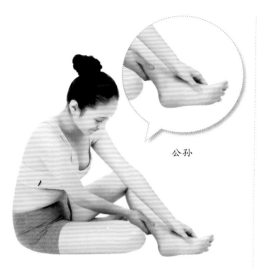

公孙

点按经穴：公孙、太冲、厉兑、大都、足窍阴，各1～3分钟。

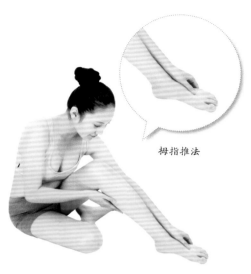

拇指推法

采用拇指指端点法、食指指间关节点法、拇指关节刮法、按法、食指关节刮法、双指关节刮法、拳刮法、拇指推法、擦法、拍法按摩相应反射区。各操作3～5分钟，以局部酸痛为佳。

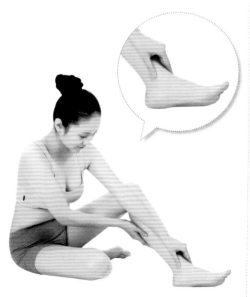

按摩手法宜深透持久，如并发其他症状可根据病症加用相关穴区。

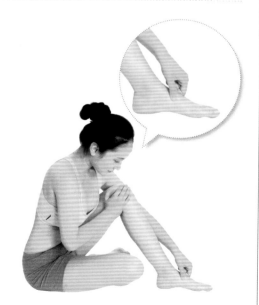

按摩相应反射区可加速毒素排出，协助药物发挥作用。

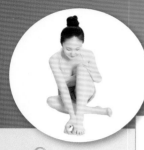

09 | 精索静脉曲张
点按行间、涌泉穴，活血解痉

足浴配方

组方:

红花适量

方法:
用纱布包一小把红花煮开，待水温后浴足。适用于静脉曲张，末梢神经炎，下肢麻木或青紫等淤血病症。

健康贴士

1. 避免久站、久立，增加下肢的负重。
2. 轻度静脉曲张患者，可长期用弹性绷带裹住小腿，防止症状加重。
3. 配合按摩、红外线照射等物理疗法，可促进血液循环，帮助血液回流，减少静脉压力。
4. 轻度精索静脉曲张而无明显临床症状，或已婚且生育者可不用接受手术治疗，若有轻微症状者可穿紧身裤以促进血液回流，减轻症状。

概述
疾病概念与简要论述

精索静脉曲张属于血管病变，是指精索蔓状静脉丛的伸长、扩张及迂曲，为某些原因造成静脉瓣膜功能不良、精索静脉回流受阻、血液返流所致。本病多见于青壮年男性，发病率占男性人群的5%~20%，占男性不育人群的35%，是男性不育的主要原因。主要症状为阴囊下坠、左侧睾丸痛和局部肿物，可伴有坠胀感、隐痛、不适等，平卧后症状可缓解或消失。

按摩取穴
对症按摩足部穴位一览

经穴: 大敦、行间、太冲、中封、丘墟、太溪、然谷、涌泉、三阴交

按摩反射区
对症按摩足部反射区图解展示

头部（大脑）、脑垂体、生殖腺、睾丸、肾脏、肾上腺、脾、胃、肝脏、胆囊、心脏。

针对精索静脉曲张症状，按摩生殖腺、睾丸、肾脏、肾上腺等反射区，可活血通络，治疗痔疮、便秘、直肠炎、静脉曲张等症。

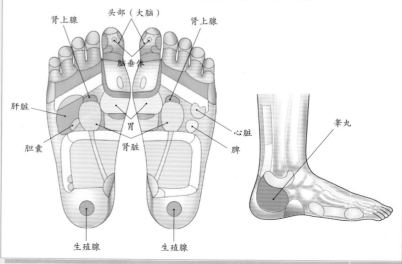

足部按摩流程
对症按摩分步详解

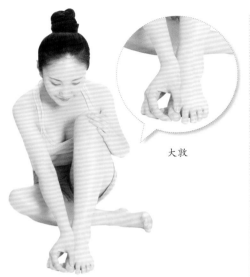

大敦

按揉经穴：大敦、行间、太冲、中封、丘墟、太溪、然谷、涌泉、三阴交，各1～3分钟。

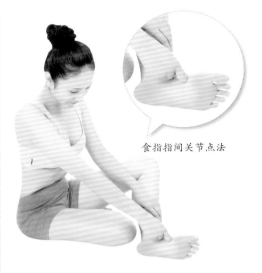

食指指间关节点法

持续用拇指指端点法、食指指间关节点法、拇指关节刮法、按法、食指关节刮法、双指关节刮法、拳刮法、拇指推法、擦法、拍法等按摩相应反射区。各操作3～5分钟，以局部酸胀为佳。

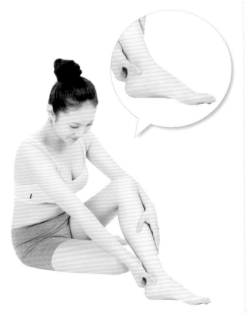

可在全息诊查的足部敏感点按压。

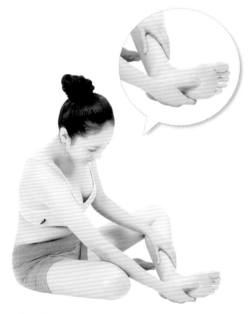

根据病症加用对症穴区。

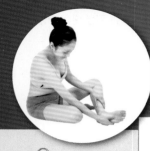

10 | 血栓闭塞性脉管炎
点按太冲、三阴交穴，通络理血

足浴配方

组方：

桂枝 15克

伸筋草 15克

苦参 15克

方法：
上述药材水煎后去渣，混入温水，倒入足浴盆，浸泡双足30分钟，10天为1个疗程，每日2次。

健康贴士

1.避免受寒，冬季宜穿长筒棉套，保暖患肢。

2.注意卫生，患肢要常用温水或肥皂清洗，经常修剪趾甲，特别要去除积于趾间的污垢。

3.除有严重组织坏死、剧烈疼痛的症状外，患者均应下床适当活动，以不感觉疲劳为宜。

4.饮食宜清淡、富有营养，多食瘦肉、豆制品、新鲜蔬菜、水果等。

5.保持心情愉快、情绪乐观，积极主动地配合治疗，避免精神刺激和忧愁思虑。

概述
疾病概念与简要论述

血栓闭塞是一种少见的慢性复发性中动脉、小动脉和静脉的节段性炎症性疾病，是由于小动脉痉挛和血栓形成造成闭塞，引起局部缺血所致。好发于下肢，20~40岁男性多见，以吸烟者为多。主要表现为患肢缺血、疼痛、间歇性跛行、足背动脉搏动减弱或消失和游走性浅表性静脉炎，严重者有肢端溃疡和坏死。

按摩取穴
对症按摩足部穴位一览

经穴：太冲、行间、解溪、三阴交、仆参、金门、丘墟、涌泉

按摩反射区
对症按摩足部反射区图解展示

头部（大脑）、脑垂体、肾上腺、肾脏、心脏、脾、胃、肝脏。

针对血栓闭塞症状，按摩肾上腺、心脏、脾、胃反射区，可活血解痉，治疗肢体麻木、下肢酸痛、水肿等症。

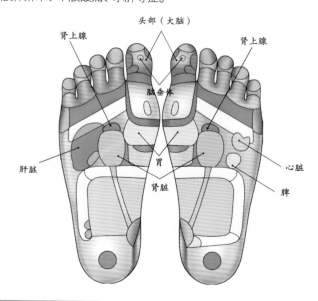

足部按摩流程
对症按摩分步详解

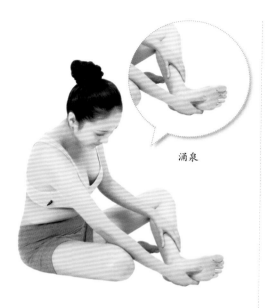

涌泉

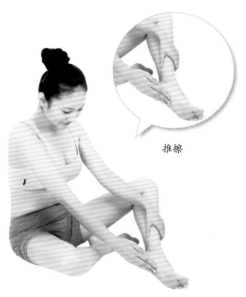

推擦

点揉经穴：太冲、行间、解溪、三阴交、仆参、金门、丘墟、涌泉，各1~2分钟。

运用推擦手法按摩相应反射区，注意远部足趾，可加用捻掐、摇拔等手法。

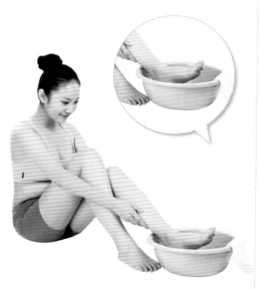

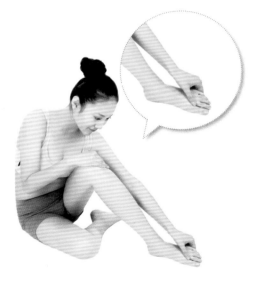

在按摩前用热水浴足一定时间，每次浴足要达到肢体温热，随后的按摩要达到肢体温热的程度。

还可加用有关循环系统穴区的操作。

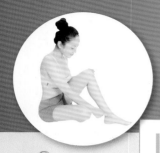

11 | 痔疮

点按商丘、内庭穴，活血祛淤

概述

疾病概念与简要论述

　　痔疮是直肠下段黏膜下和肛管皮肤下的静脉丛扩张和屈曲所形成的静脉团。任何年龄都可发病，但随着年龄增长，发病率逐渐增高。痔疮按发生部位的不同分为内痔和外痔。主要表现为便血、便秘、饮酒或进食刺激性食物后症状加重。单纯性内痔无疼痛，仅有坠胀感，可有便血，或发展至脱肛，合并血栓形成、嵌顿、感染时才会出现疼痛；外痔平时无特殊症状，当血栓形成及有炎症时可有肿胀、疼痛感。

按摩取穴

对症按摩足部穴位一览

　　经穴：商丘、内庭、蠡沟。

按摩反射区

对症按摩足部反射区图解展示

　　肾上腺、肾脏、肛门、直肠及乙状结肠、输尿管、膀胱、下腹部、小肠、横结肠、骶骨。

　　针对痔疮症状，按肛门、直肠及乙状结肠、骶骨反射区，可活血化淤，治疗痔疮、直肠炎等症。

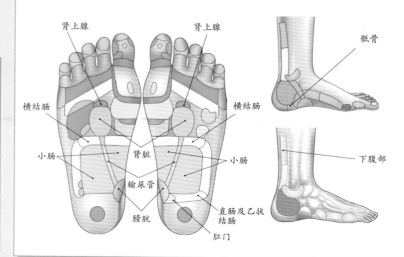

足浴配方

组方：

艾叶 30 克

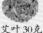

白矾 30 克

马齿苋 30 克

金银花 30 克

甘草 30 克

方法：
上述药材水煮后去渣，用蒸汽足浴盆浸泡双足 30 分钟，每日 1 次。

健康贴士

1.禁食烟酒、辛辣等刺激性强的食物，多吃蔬菜、水果，养成每天排便的习惯，排便后用水清洗肛门。

2.养成规律的生活习惯，避免熬夜。

3.如果大便带血，应立即到医院肛肠科就诊，以免延误病情。

足部按摩流程
对症按摩分步详解

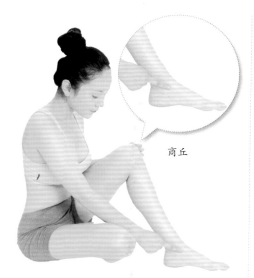

商丘

点按经穴：商丘、内庭、蠡沟，各1~3分钟。

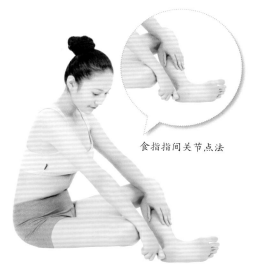

食指指间关节点法

持续用拇指指端点法、食指指间关节点法、拇指关节刮法、按法、食指关节刮法、双指关节刮法、拳刮法、拇指推法、擦法、拍法等用于相应反射区。各操作3~5分钟，以局部酸胀为佳。

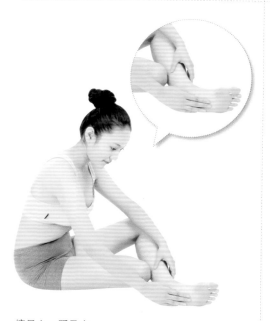

擦足心、踩足底。

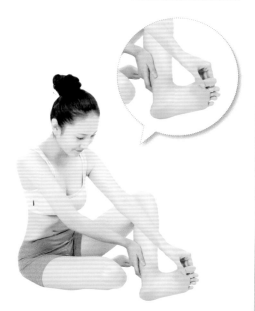

按摩手法宜持续，患者可取卧位或坐位。

苹果

性味归经：性平，味甘；入脾、肺经。

功效：生津止渴，清热除烦，健胃消食。

主治：慢性胃炎、消化不良、气滞不通、便秘、慢性腹泻、神经性肠炎、高血压、高脂血症。

主要营养成分：糖类以及蛋白质、脂肪、磷、铁、钾、苹果酸、果胶、纤维素、B族维生素、维生素C及各种微量元素。

选购与贮藏：选择果柄有同心圆，身上有条纹且比较多，色红艳的。可用家庭中常见的容器储存，纸箱、木箱均可。

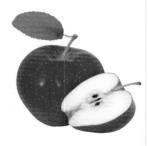

香蕉

性味归经：性寒，味甘；入肺、大肠经。

功效：清热润肠，促进肠胃蠕动。

主治：痔疮出血、因燥热而导致的胎动不安。

主要营养成分：碳水化合物、蛋白质、脂肪及多种微量元素和维生素。

选购与贮藏：应选择果实丰满、肥壮，果形端正，单果香蕉体弯曲，排列成梳状，梳柄完整，无缺枝和脱落现象的。香蕉不能放入冰箱里，若把香蕉放在12℃以下的地方贮存，会使香蕉发黑、腐烂。

梨

性味归经：性寒，味甘；入肺、胃经。

功效：降血压，养阴清热。

主治：高血压、心脏病、肝炎、肝硬化。

主要营养成分：蛋白质，脂肪，糖，粗纤维，钙、磷、铁等矿物质，多种维生素等。

选购与贮藏：应挑选大小适中、果皮薄细、光泽鲜艳、果肉脆嫩、无虫眼及损伤者。将鲜梨用2~3层软纸一个一个分别包好，将单个包好的梨装入纸盒，放进冰箱内的蔬菜箱中。1周后取出来去掉包装纸，装入塑料袋中，不扎口，再放入冰箱0℃保鲜室，一般可存放2个月。

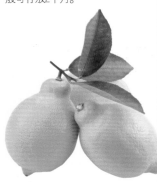

柠檬

性味归经：性平，味甘、酸；入肝、胃经。

功效：化痰，消食。

主治：支气管炎、百日咳、食欲不振、维生素C缺乏症、中暑烦渴。

主要营养成分：维生素C、糖类、钙、磷、铁、维生素B₁等。

选购与贮藏：好的柠檬，个头中等，果形椭圆，两端均突起而稍尖，似橄榄球状，成熟者皮色鲜黄，具有浓郁的香气。完整的柠檬在常温下可以保存1个月左右。

菠萝

性味归经：性平，味甘；入肺、胃、膀胱经。

功效：解暑止渴，消食止泻。

主治：支气管炎、痢疾。

主要营养成分：果糖、葡萄糖、磷、柠檬酸和蛋白酶等。

选购与贮藏：挑选菠萝要注意色、香、味三方面。果实青绿、坚硬、没有香气的菠萝不够成熟。色泽已经由黄转褐，果身变软，溢出浓香的便是果实成熟了。捏一捏果实，如果有汁液溢出就说明果实已经变质，不可以再食用了。已切开的菠萝可用保鲜膜包好，放在冰箱里，但存放最好不要超过2天。

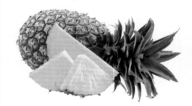

橙

性味归经：性凉，味甘、酸；入肺经。

功效：生津止渴，和胃健脾。

主治：胸膈满闷、恶心欲吐、饮酒过多、宿醉未醒。

主要营养成分：蛋白质、脂肪、膳食纤维、碳水化合物、胡萝卜素、维生素B₃、维生素C等。

选购与贮藏：首先，橙并不是越光滑越好。进口橙往往表皮破孔较多，比较粗糙，买之前，可以用白餐巾纸，最好是湿纸巾在水果表面擦一擦，如果上了色素，一般都会在白餐巾纸上留下颜色。橙用保鲜袋装起来，不要接触空气就可以存放久一点，但一定不能放冰箱里保鲜。

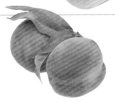

桃

性味归经：性温，味甘；入胃、大肠经。

功效：养阴，生津，润燥，活血。

主治：便秘、痛经、虚劳喘咳、疝气疼痛、遗精、自汗、盗汗等症。

主要营养成分：蛋白质、脂肪、糖、钙、磷、铁和B族维生素等。

选购与贮藏：首先，看果形大小、着色程度，以个大、形状端正、色泽鲜艳者为佳；其次看果肉，果肉白净、粗纤维少、肉质柔软并与果核黏连，皮薄易剥离者为优。将经过预冷处理的桃晾干水分后，用塑料袋包装，放入冰箱贮藏，温度控制在0℃，相对湿度控制在85%~90%，贮藏期可达1个月。

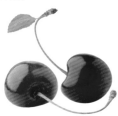

樱桃

性味归经：性温，味甘；入脾、肝经。

功效：发汗，益气，祛风，透疹。

主治：四肢麻木和风湿性腰腿病。

主要营养成分：糖类、蛋白质、维生素及钙、铁、磷、钾等多种元素。

选购与贮藏：樱桃外观颜色如果是深红或者偏暗红色的，通常就比较甜。暗红色的最甜，鲜红色的是略微有点酸的。新鲜的樱桃可保存3~7天。樱桃非常怕热，应把樱桃放置在冰箱的冷藏室内。

西瓜

性味归经：性寒，味甘；入心、胃、膀胱经。

功效：清热解暑，生津止渴，利尿除烦。

主治：满闷不舒、小便不利、口鼻生疮、暑热、中暑。

主要营养成分：蛋白质、葡萄糖、蔗糖、果糖、苹果酸等。

选购与贮藏：花皮瓜类，要纹路清楚，深淡分明；黑皮瓜类，要皮色乌黑，带有光泽。无论何种西瓜，瓜蒂、瓜脐部位向里凹入，藤柄向下贴近瓜皮，近蒂部粗壮青绿，都是成熟的标志。将整个西瓜用保鲜膜包裹好放在冰箱中，可减少水分蒸发和营养流失。

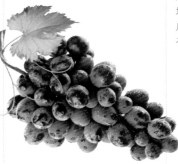

葡萄

性味归经：性平，味甘；入肺、脾、肾经。

功效：补血强智利筋骨，健胃生津除烦渴，益气逐水利小便。

主治：头晕、心悸、脑贫血、妊娠贫血、肺虚咳嗽、盗汗、风湿痹痛、水肿等症。

主要营养成分：葡萄糖、钙、钾、磷、铁、氨基酸。

选购与贮藏：新鲜的葡萄表面有一层白色的霜，用手一碰就会掉，所以没有白霜的葡萄可能是被挑挑拣拣剩下的，白霜都掉了。将葡萄放入保鲜袋中，存放在冰箱内即可。

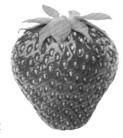

芒果

性味归经：性热，味甘；入肺、脾、胃经。

功效：理气止咳，健脾益胃，止呕止晕。

主治：口渴咽干、食欲不振、消化不良、眩晕呕吐、咽痛音哑、咳嗽痰多、气喘等病症。

主要营养成分：糖类、蛋白质、粗纤维、维生素A、维生素C等。

选购与贮藏：选皮质细腻且颜色深的，这样的芒果新鲜熟透。不要挑有点发绿的，那是没有完全成熟的表现。最好放在避光、阴凉的地方贮藏，如果一定要放入冰箱，应置于温度较高的蔬果箱中，保存的时间最好不要超过2天。

草莓

性味归经：性凉，味甘；入脾、胃、肺经。

功效：润肺生津，健脾和胃，利尿消肿，解热祛暑。

主治：肺热咳嗽、食欲不振、小便短少、暑热烦渴等。

主要营养成分：氨基酸、果糖、蔗糖、葡萄糖、柠檬酸、苹果酸等。

选购与贮藏：不买畸形草莓。畸形草莓可能是在种植过程中滥用激素造成的，长期大量食用这样的草莓，有可能损害人体健康。最佳的保存环境是接近0℃但不结霜的冰箱内。

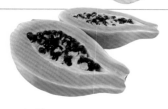
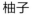
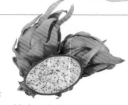

柚子

性味归经：性寒，味甘；入肝经。

功效：健胃，润肺，补血，清肠，通便。

主治：食少、口淡、消化不良等症。

主要营养成分：糖类、维生素B₁、维生素B₂、维生素C、维生素P、胡萝卜素、钾、钙、磷等。

选购与贮藏：表皮细洁，表面油细胞呈半透明状态，颜色呈现淡黄或橙黄的，说明柚子的成熟度高，汁多味甜。柚子最好存放于通风处，温度不宜过低，最好在10℃以上。

火龙果

性味归经：性凉，味甘；入肺、胃、大肠经。

功效：防止血管硬化，降低胆固醇。

主治：便秘、大肠癌。

主要营养成分：大量果肉纤维、丰富的胡萝卜素、B族维生素、维生素C等，果核内(黑色芝麻状种子)更含有丰富的钙、磷、铁等矿物质及各种酶、白蛋白、纤维质及高浓度天然色素花青素。

选购与贮藏：果肉为白肉的好吃。最好放在避光、阴凉的地方贮藏，如果一定要放入冰箱，应置于温度较高的蔬果箱中，保存的时间最好不要超过2天。

木瓜

性味归经：性温，味酸；入肝、脾经。

功效：消暑解渴，润肺止咳。

主治：呕逆、心膈痰唾、消食、泻痢后口渴不止。

主要营养成分：番木瓜碱、木瓜蛋白酶、木瓜凝乳酶、番茄烃、B族维生素、维生素C、维生素E、糖类、脂肪、胡萝卜素、隐黄素、蝴蝶梅黄素、隐黄素环氧化物等。

选购与贮藏：选购时，皮要光滑，颜色要亮，不能有色斑。木瓜的存放比较简单，放在一般的阴凉处即可。

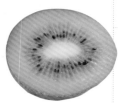

狝猴桃

性味归经：性寒，味甘；入脾、胃经。

功效：调中理气，生津润燥，解热除烦。

主治：消化不良、食欲不振、呕吐。

主要营养成分：丰富的维生素C、维生素A、维生素E以及钾、镁、纤维素、胡萝卜素、钙、黄体素、氨基酸、天然肌醇。

选购与贮藏：选狝猴桃一定要选头尖尖的，而不要选择头扁扁的像鸭子嘴巴的那种。狝猴桃不可放置通风处，这样水分流失，就会越来越硬。正确的贮藏方法是放于箱子中。

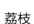

荔枝

性味归经：性温，味甘；入心、脾、肝经。

功效：补脾益肝，理气补血，温中止痛，补心安神。

主治：顽固性呃逆及五更泻。

主要营养成分：蛋白质和丰富的维生素。

选购与贮藏：新鲜荔枝应该色泽鲜艳、个头匀称、皮薄肉厚、质嫩多汁、味甜且富有香气。挑选时可以先在手里轻捏，好荔枝的手感应该富有弹性。常用保存方法是挑选易于保存的品种，在低温高湿（温度2～4℃，湿度90%～95%）的环境下保存。

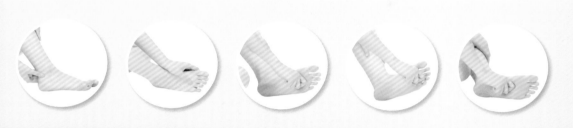

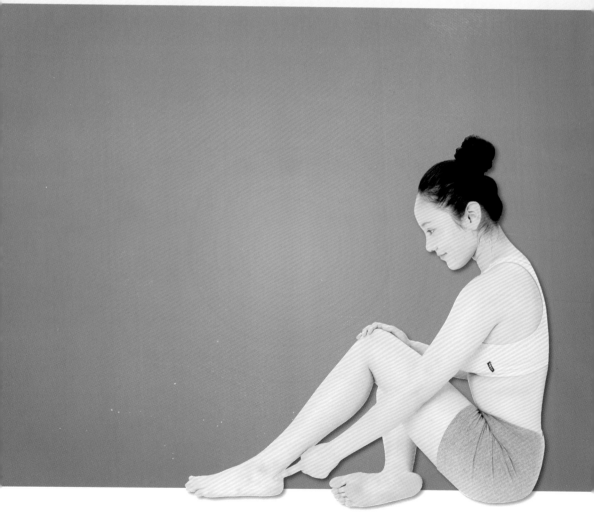

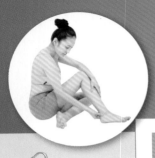

01 | 中耳炎
点按足窍阴、19号穴，通络聪耳

概述
疾病概念与简要论述

中耳炎是中耳的全部或部分的炎症，临床症状有耳部闭塞、听力减退、耳鸣等。治疗该病应全身应用抗生素，耳和鼻内滴药，一般2～3周可愈。如延误治疗或治疗不当，则可能转为慢性中耳炎，表现为耳道流脓、听力减退、头痛、眩晕等。积极防治上呼吸道感染及邻近器官的病灶，是预防中耳炎的主要措施。

按摩取穴
对症按摩足部穴位一览

经穴：太溪、足窍阴、地五会、申脉

奇穴：19号穴、24号穴

按摩反射区
对症按摩足部反射区图解展示

头部（大脑）、脑垂体、小脑及脑干、肾上腺、肾脏、耳部区（平衡器官）、鼻、甲状腺、胸部淋巴腺、上身淋巴腺、下身淋巴腺。

针对中耳炎症状，按摩耳部区（平衡器官）、鼻、胸部淋巴腺等反射区，可补肾，开窍，聪耳，治疗各种耳疾。

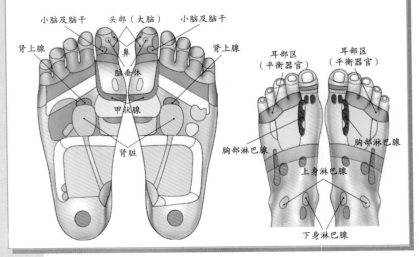

足浴配方

组方：

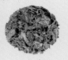

艾叶

方法：
取艾叶用开水冲泡，待水温后浴足，泡至全身微微出汗，但不能大汗淋漓。一般连泡2～3次，期间勿食寒凉性食物，注意休息。

健康贴士

1. 注意室内空气流通，保持鼻腔通畅。注意休息，保证充足的睡眠时间。
2. 积极防治感冒，预防鼻腔疾病，擤鼻涕时不能过度用力和同时压闭两侧鼻孔，应交叉单侧擤鼻涕。
3. 游泳后不能让耳内积水，患慢性中耳炎者不宜游泳。

足部按摩流程
对症按摩分步详解

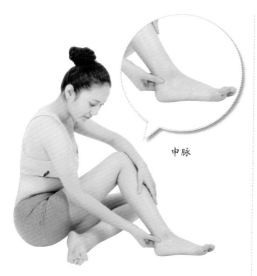

申脉

点揉经穴：太溪、足窍阴、地五会、申脉；奇穴：19号穴、24号穴。各1～2分钟。

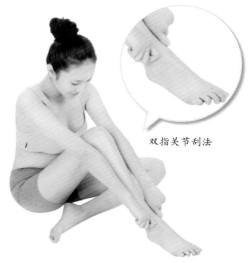

双指关节刮法

采用拇指指端点法、食指指间关节点法、拇指关节刮法、按法、食指关节刮法、双指关节刮法、拳刮法、拇指推法、擦法、拍法等按摩相应反射区。各操作3～5分钟，以局部酸胀为佳。

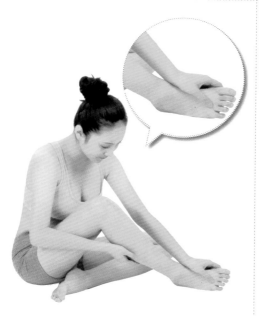

掐揉第3、4趾及其跖趾关节部位。

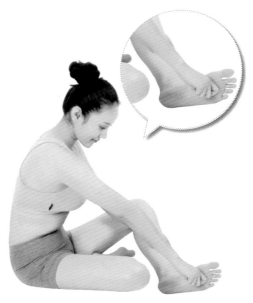

操作手法宜均匀有力，敏感点可加重手法。

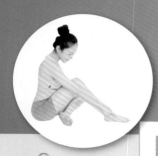

02 | 青光眼
点按太冲、行间穴，清热明目

概述
疾病概念与简要论述

    青光眼是一种较常见的眼疾，由眼内压过高，挤压眼内血管所致，临床症状为头痛、呕吐、视力急剧下降等，急性青光眼会导致患者失明。青光眼可通过药物或手术方法降低眼压，达到治疗目的。青光眼是导致失明的主要病症之一，应予以重视。

按摩取穴
对症按摩足部穴位一览

    经穴：太冲、足临泣、侠溪、地五会、行间

按摩反射区
对症按摩足部反射区图解展示

    头部（大脑）、脑垂体、眼、肾上腺、肾脏、肝脏、输尿管、膀胱、生殖腺、脾、胃。

    针对青光眼症状，按摩头部（大脑）、脑垂体、眼等反射区，可清肝明目，治疗各种眼疾。

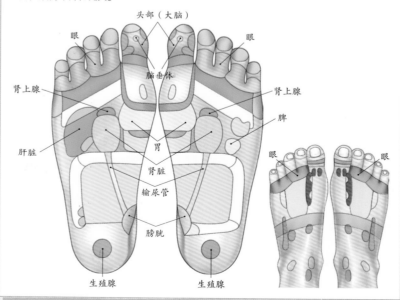

足浴配方

组方：

桑叶 10克

菊花 10克

黄柏 10克

苍术 10克

牛膝 10克

方法：
诸药择净，加清水浸泡5~10分钟，水煎取汁，熏蒸患眼，待水温适宜时浸泡双足。

健康贴士

1. 忌烟、酒、浓茶。
2. 多食易消化的食物，如新鲜蔬果等。
3. 少吃刺激性食物，如辣椒、葱、胡椒等。
4. 注意控制饮水量，每次饮水一般不超过500毫升。

足部按摩流程
对症按摩分步详解

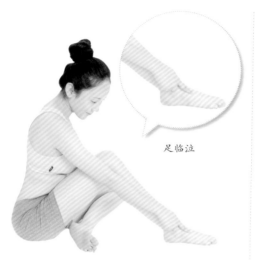

足临泣

点揉经穴：太冲、足临泣、侠溪、地五会、行间，各2～3分钟。

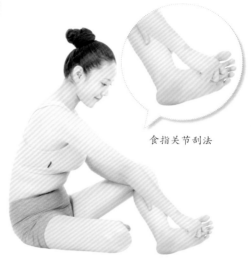

食指关节刮法

采用拇指指端点法、食指指间关节点法、拇指关节刮法、按法、食指关节刮法、双指关节刮法、拳刮法、拇指推法、擦法、拍法等按摩相应反射区。各操作3～5分钟，以局部酸胀为佳。

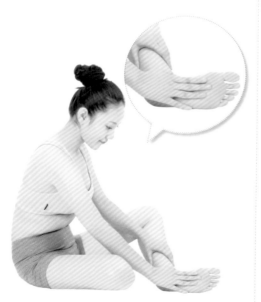

踩足跟、足底，擦涌泉穴。

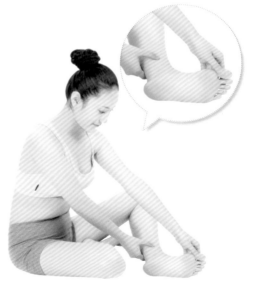

按摩手法以中度为宜，操作时患者可闭目放松。

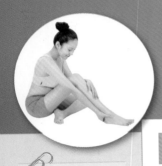

03 近视
点按丘墟、行间穴，明目止痛

概述
疾病概念与简要论述

　　近视是眼球在调节静止的状态下，看近距离目标清晰，看远距离目标模糊的一种症状，以凹球面透镜可矫正。高度近视容易引起眼底病变，发生视网膜裂孔和视网膜脱离，可配戴接触镜矫正，减少由于戴高度近视眼镜造成的使物像变小的影响。后天形成的近视，多半是由于青少年时期不注意用眼健康所致的，所以年龄越小，越需要及时对眼睛加以保健治疗。

按摩取穴
对症按摩足部穴位一览

　　经穴：昆仑、丘墟、足临泣、侠溪、水泉、束骨、行间

按摩反射区
对症按摩足部反射区图解展示

　　头部（大脑）、脑垂体、小脑及脑干、眼、肾脏、肝脏、输尿管、膀胱、肾上腺、生殖腺。

　　针对近视症状，按摩头部（大脑）、脑垂体、小脑及脑干、眼等反射区，可清肝明目，治疗各种眼疾。

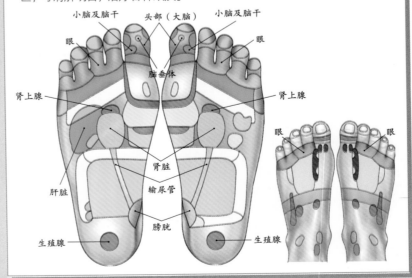

足浴配方

组方：

菊花60克

方法：

将菊花择净，加清水浸泡5～10分钟后，水煎取汁，待水温后浸泡双足。

健康贴士

1. 如果突然出现视觉缺损、暗点、视力下降等症状，应立即去医院检查。

2. 高度近视患者眼睑长，眼球壁比较薄、软，应该避免剧烈活动刺激眼球，以免视网膜破碎。

3. 应该定期去医院检查眼底，发现问题及时医治。

4. 儿童、青少年近视均需散瞳验光，排除假性近视，并配戴合适的凹球面镜矫正视力。

足部按摩流程
对症按摩分步详解

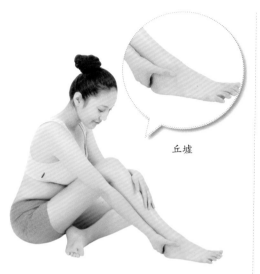

丘墟

点揉昆仑、丘墟、足临泣、侠溪、水泉、束骨、
行间，各2～3分钟。

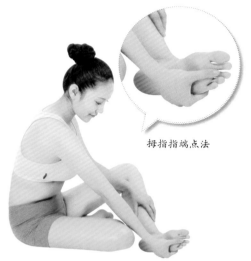

拇指指端点法

采用拇指指端点法、食指指间关节点法、拇指关
节刮法、按法、食指关节刮法、双指关节刮法、
拳刮法、拇指推法、擦法、拍法等按摩相应反射
区。各操作3～5分钟，以局部酸胀为佳。

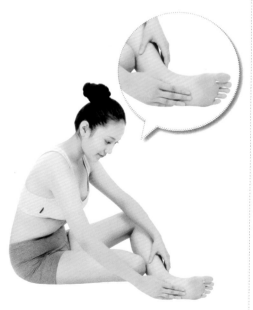

踩足跟、足底，擦涌泉穴。

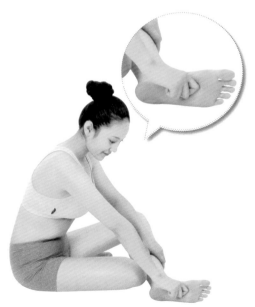

可根据病症结合相应反射区做持续按摩。

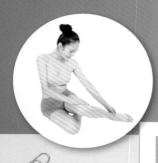

04 牙痛
点按冲阳、12号穴，活血止痛

概述
疾病概念与简要论述

　　牙痛是牙齿因某种原因引起的疼痛，为口腔疾病中最常见的症状之一，常出现龋齿、牙髓炎、根尖炎、牙周炎和牙本质过敏等症状。遇冷、热、酸、甜等刺激时会使牙痛发作或加重，任何年龄和季节均可发病。

按摩取穴
对症按摩足部穴位一览

　　经穴：内庭、冲阳、厉兑、太溪
　　奇穴：12号穴、13号穴、小肠区、肾区、女膝

按摩反射区
对症按摩足部反射区图解展示

　　头部（大脑）、脑垂体、肾上腺、肾脏、胃、肝脏、小肠、降结肠、十二指肠、输尿管、膀胱、三叉神经、上颌、下颌。
　　针对牙痛症状，按摩三叉神经、上颌、下颌等反射区，可消炎，活血，止痛，治疗牙周炎、牙龈炎、牙痛等症。

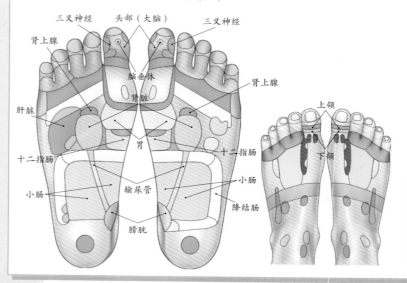

足浴配方

组方：

金钱草 30克

夏枯草 30克

龙胆草 30克

方法：
将三草择净，加清水浸泡5~10分钟后，水煎取汁，待水温后浴足。每日2次，每次10~30分钟，连用2~3天。

健康贴士

1. 将丁香花咬碎，填入龋齿空隙，数小时后牙痛即可消除。
2. 用盐水或酒漱口，可减轻症状。
3. 用冰袋冷敷脸部可缓解疼痛。
4. 用水摩擦相关穴位，可减轻疼痛。
5. 注意口腔卫生，形成"早晚刷牙，饭后漱口"的良好习惯。睡前不宜吃糖、饼干等淀粉类食物。

足部按摩流程
对症按摩分步详解

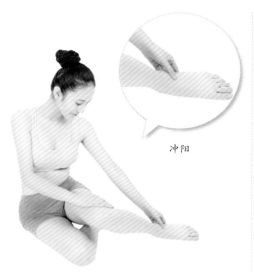

冲阳

掐点经穴：内庭、冲阳、厉兑、太溪；奇穴：12号穴、13号穴、小肠区、肾区、女膝。各1～3分钟。

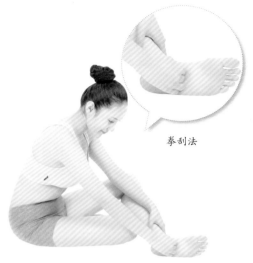

拳刮法

采用拇指指端点法、食指指间关节点法、拇指关节刮法、按法、食指关节刮法、双指关节刮法、拳刮法、拇指推法、擦法、拍法等按摩相应反射区。各操作3～5分钟，以局部酸胀为佳。

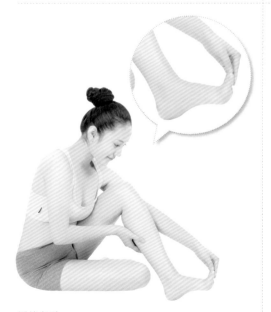

摇捻各趾。

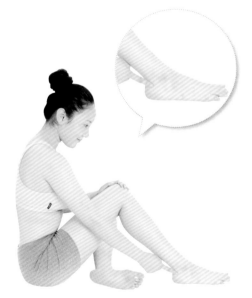

疼痛发作时按摩手法宜深透有力，平时力度适中即可。

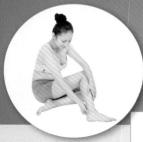

05 | 口疮
点按冲阳、侠溪穴，清热止痛

足浴配方

组方：

明矾

方法：

明矾研末，加清水适量煎汁浴足。每次10~30分钟，每日1次，每日1剂，连用5~10天。

健康贴士

1. 口疮常反复发作的患者，要加强口腔护理，不要吃过热、过硬及刺激性的食物，避免损伤口腔黏膜。

2. 注意口腔卫生，常用盐水漱口。

3. 在按摩的同时也可内服中药，治疗效果会更好。

4. 注意生活规律和营养均衡，养成一定的排便习惯，防止便秘。

概述
疾病概念与简要论述

　　口疮，以口腔颊侧黏膜、舌边、上腭、齿龈等处发生溃疡为特征，常见症状为口、舌、唇、齿龈等处可见单个或多个溃疡，可伴流口水、口臭、口干、大便干结等症状。本病病因复杂，与自身免疫功能低下和遗传等因素有关，预后良好，但不易根治。

按摩取穴
对症按摩足部穴位一览

　　经穴：冲阳、侠溪、足窍阴、内庭、厉兑、仆参

按摩反射区
对症按摩足部反射区图解展示

　　头部（大脑）、脑垂体、额窦、上颌、下颌、上身淋巴腺、三叉神经、心脏、脾、胃、小肠。

　　针对口疮症状，按摩上颌、下颌、三叉神经等反射区，可生津利咽，消肿止痛，治疗口腔溃疡、口干、唇裂、唇燥、口唇疱疹等症。

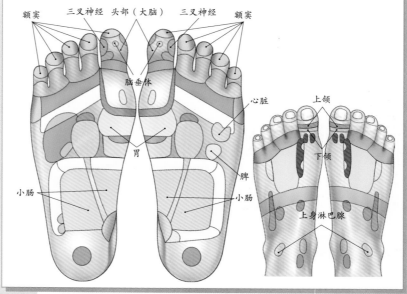

足部按摩流程
对症按摩分步详解

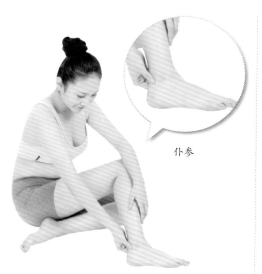

仆参

点揉经穴：冲阳、侠溪、足窍阴、内庭、厉兑、仆参，各2～3分钟。

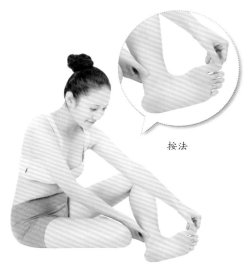

按法

采用拇指指端点法、食指指间关节点法、拇指关节刮法、按法、食指关节刮法、双指关节刮法、拳刮法、拇指推法、擦法、拍法等按摩相应反射区。各操作3～5分钟，以局部酸胀为佳。

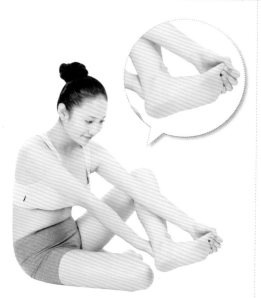

重擦足底，摇摆各趾。

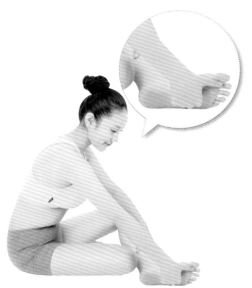

按摩时，手法宜有力持续，注意保持口腔卫生及调整饮食结构。

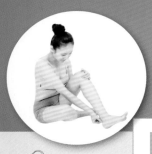

06 | 咽炎
点按涌泉、太冲穴，清热排毒

足浴配方

组方：

生姜50克

蒲公英100克

方法：

将生姜切细、蒲公英择净，加清水浸泡5～10分钟，水煎取汁，待水温浴足。每次10～30分钟，每日2～3次，每日1剂，连用2～3天。

健康贴士

1. 进餐时间要有规律，同时注意膳食营养均衡。

2. 生活要有规律，劳逸结合，加强体育锻炼。

3. 感冒是引起急、慢性咽炎的主要原因，而且发病率很高。因此要注意天气的冷暖变化，预防感冒。

概述
疾病概念与简要论述

　　咽炎是咽黏膜及其淋巴组织的炎症，多由病毒感染引起，致病菌多为链球菌、葡萄球菌。临床主要表现为咽部红肿灼热、疼痛、吞咽不利、声音沙哑等症状。依据病程长短和病理性质的不同，该病可分为急性咽炎和慢性咽炎两大类。

按摩取穴
对症按摩足部穴位一览

　　经穴：涌泉、内庭、太溪、照海、然谷、厉兑、太冲

按摩反射区
对症按摩足部反射区图解展示

　　头部（大脑）、脑垂体、额窦、上颌、下颌、喉、三叉神经、心脏、脾、胃、小肠、上身淋巴腺。

　　针对咽炎症状，按摩上颌、下颌、喉、三叉神经等反射区，可消肿止痛，治疗各种口腔疾病。

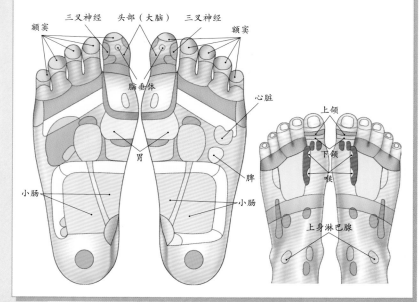

足部按摩流程
对症按摩分步详解

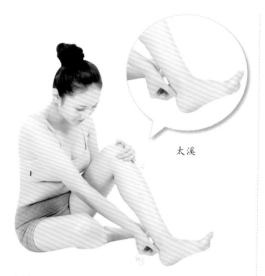

太溪

点按涌泉、内庭、太溪、照海、然谷、厉兑、太冲等穴，各2～3分钟。

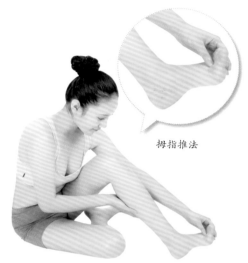

拇指推法

采用拇指指端点法、食指指间关节点法、拇指关节刮法、按法、食指关节刮法、双指关节刮法、拳刮法、拇指推法、擦法、拍法等按摩相应反射区。各操作3～5分钟，以局部酸胀为佳。

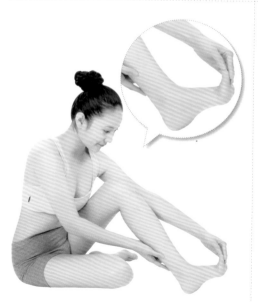

重按足底，摇摆各趾。

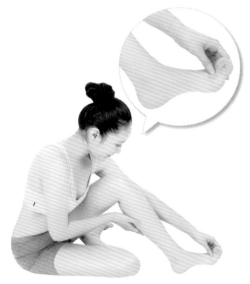

急性咽炎者宜加重手法，慢性咽炎者的按摩手法则应注重持续有力。

鲫鱼

性味归经：性平，味甘；入胃、肾经。

功效：和中补虚，除湿利水，温胃消食，补中益气。

主治：慢性肾炎性水肿、肝硬化腹水、营养不良性水肿、产后乳汁缺少、脾胃虚弱、饮食不香。

主要营养成分：蛋白质、脂肪、维生素A、维生素B$_2$、钠、钙、磷、铁等。

选购与贮藏：挑选活的鲫鱼要看其鳞片、鳍条是否完整。以体表无创伤、体色青灰、体形健壮的鲫鱼为佳。活鲫鱼可直接放入水盆中，每天换水；或者将鲫鱼处理好，放入冰箱内冷冻。

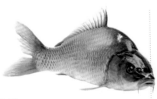

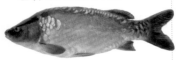

鲈鱼

性味归经：性平，味甘；入肝、脾、肾经。

功效：益脾胃，补肝肾。

主治：脾虚泻痢、消化不良、疳积、百日咳、水肿、筋骨痿弱、胎动不安、疮疡久治不愈。

主要营养成分：水分、蛋白质、脂肪、碳水化合物、灰分、钙、磷、铁、B族维生素等。

选购与贮藏：鲈鱼颜色以鱼身偏青色、鱼鳞有光泽且透亮为好。翻开鳃呈鲜红，表皮及鱼鳞无脱落，鱼眼要清澈、透明、不混浊，无损伤痕迹才是新鲜的；用手指按一下鱼身，富有弹性就表示鱼体较新鲜。鲈鱼保存时可在鱼周身涂一些食盐，并用塑料袋封好，放入冰箱冷冻即可。

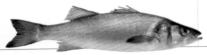

鲤鱼

性味归经：性平，味甘；入脾、肾、肺经。

功效：通利小便。

主治：咳逆上气、黄疸、口渴、下肢水肿及胎气不安。

主要营养成分：蛋白质、脂肪、维生素A、钙、维生素B$_3$、维生素C、钾、镁、锌、硒。

选购与贮藏：新鲜鲤鱼的表面有透明黏液，鳞片有光泽且与鱼体贴附紧密，不易脱落；不新鲜鲤鱼表面的黏液多不透明，鳞片光泽度差且较易脱落。活鲤鱼可直接放入水盆中，每天换水；或者将鱼处理好，放入冰箱内冷冻。

鲢鱼

性味归经：性平，味甘；入脾、胃经。

功效：温中益气。

主治：脾胃气虚、营养不良、肾炎性水肿、小便不利、肝炎。

主要营养成分：脂肪、蛋白质、维生素A、维生素E、B族维生素、胆固醇、镁、钙、铁、锌、铜、锰、钾、磷、钠、硒等。

选购与贮藏：新鲜鲢鱼的表面有透明黏液，鳞片有光泽且与鱼体贴附紧密，不易脱落；不新鲜鲢鱼表面的黏液多不透明，鳞片光泽度差且较易脱落。活鲢鱼可直接放入水盆中，每天换水；或者将鱼处理好，放入冰箱内冷冻。

鳙鱼

性味归经：性平，味甘；入脾、胃经。

功效：温补脾胃，强身健体，消除赘疣。

主治：脾胃虚寒、痰多、咳嗽等。

主要营养成分：蛋白质、磷脂、脑垂体后叶素等。

选购与贮藏：新鲜鳙鱼的表面有透明黏液，鳞片有光泽且与鱼体贴附紧密，不易脱落；不新鲜鳙鱼表面的黏液多不透明，鳞片光泽度差且较易脱落。如果一次吃不完，可以去除内脏，清洗干净，擦干水分，用保鲜膜包好，放入冰箱冷冻保存。如冷藏，则需在1~2天内食用，如冷冻则可长期保存，但味道不如新鲜的好。

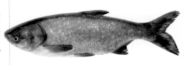

草鱼

性味归经：性温，味甘；入肝、胃经。

功效：促进血液循环，降血压。

主治：冠心病、高脂血症、小儿发育不良、水肿、肺结核、产后乳少。

主要营养成分：蛋白质、脂肪、不饱和脂肪酸、硒等。

选购与贮藏：新鲜草鱼的鱼眼饱满凸出、角膜透明清亮；鱼体表面有透明黏液，鳞片有光泽且与鱼体贴附，不易脱落。活草鱼可直接放入水盆中，每天换水；或将鱼处理好，放入冰箱内冷冻。

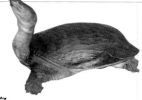

甲鱼

性味归经：性平，味甘；入肝经。

功效：滋阴凉血，补益调中，补肾健骨，散结消痞等。

主治：身体虚弱、肝脾肿大、肺结核等症。

主要营养成分：蛋白质、脂肪、铁、钙、动物胶、角质蛋白及多种维生素等。

选购与贮藏：好的甲鱼动作敏捷，腹部有光泽，肌肉肥厚，裙边厚而向上翘，体表无伤病痕迹；把甲鱼翻转，头腿活动灵活，很快能翻回来，即为质量较优的甲鱼。需格外注意的是，买甲鱼必须买活的。一般放在阴凉处存放就可以了。

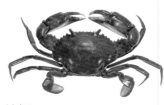

螃蟹

性味归经：性寒，味咸。

功效：舒筋通络，理胃消食，清热滋阴。

主治：跌打损伤、筋伤骨折、过敏性皮炎。

主要营养成分：蛋白质和脂肪，较多的钙、磷、铁、维生素等。

选购与贮藏：新鲜的海蟹壳呈青灰色，蟹螯和蟹腿完整，腿关节有弹性，蟹的两端壳尖无损伤。河湖蟹要买活的、活力强的，死的不能食用。最好不要储存，因储存不当，会造成食物中毒，所以尽量现买现吃，已加工熟透的螃蟹可以存放。

虾

性味归经：性温，味甘；入肝、肾经。

功效：增强人体的免疫力和性功能，补肾壮阳，抗早衰。

主治：肾虚阳痿、畏寒、体倦、腰膝酸痛等病症。

主要营养成分：维生素B$_{12}$、锌、碘和硒。

选购与贮藏：新鲜的虾头尾完整，头尾与身体紧密相连，虾身较挺。不新鲜的虾，头与体、壳与肉相连松懈，头尾易脱落或分离，不能保持其原有的弯曲度。冰箱冷冻存放即可。

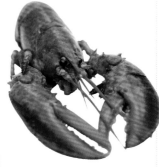

带鱼

性味归经：性平，味甘；入胃经。

功效：补虚，解毒，止血，养肝。

主治：病后体虚、产后乳汁不足、疮疖痈肿、外伤出血。

主要营养成分：蛋白质、脂肪、多种不饱和脂肪酸、钙、铁、磷等。

选购与贮藏：质量好的带鱼，体表富有光泽，全身鳞全，鳞不易脱落，翅全，无破肚和断头现象。质量差的带鱼，体表光泽较差，鳞容易脱落，全身仅有少数银鳞，鱼身变为香灰色，有破肚和断头现象。冰箱冷冻存放即可。

扇贝

性味归经：性平，味甘；入肝、胆、肾经。

功效：滋阴补肾，调中下气，利五脏。

主治：脾胃虚弱、气直不足、营养不良、久病体虚、五脏亏损、脾肾阳虚、老年性夜尿频多、高脂血症、动脉硬化、冠心病、食欲不振、消化不良等。

主要营养成分：蛋白质、脂肪、碳水化合物、维生素A、钙、钾、铁、镁、硒等。

选购与贮藏：应选择外壳颜色比较一致且有光泽、大小均匀的扇贝，不能选太小的，否则会因肉少而食用价值不大；然后看其壳是否张开，活扇贝受外力影响会闭合，而张开后不能合上的为死扇贝，不能选用。冰箱冷冻存放即可。

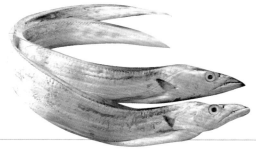

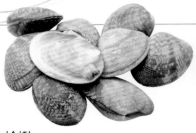

鲍鱼

性味归经: 性平,味甘;入肝、胆、肾经。

功效: 滋阴补阳,止渴通淋。

主治: 骨折、扭伤、淤血不散、女性阴道流血。

主要营养成分: 蛋白质、较多的钙、铁、碘和维生素A等。

选购与贮藏: 从色泽观察,鲍鱼呈米黄色或浅棕色,质地新鲜有光泽为佳;从外形观察,鲍鱼呈椭圆形,鲍身完整,个头均匀,干度足,表面有薄薄的盐粉的为佳,若在灯影下鲍鱼中部呈红色的更佳;从肉质观察,鲍鱼肉厚,呈鼓状饱满,新鲜为佳。冷冻存放即可。

黄鱼

性味归经: 性平,味甘;入胃、肾经。

功效: 通利五脏,健身美容。

主治: 淤血不散、疥癣、头晕、失眠、贫血、久病胃虚食减。

主要营养成分: 蛋白质、微量元素和维生素等。

选购与贮藏: 一般新鲜的黄鱼眼球饱满、角膜透明清亮,鳃盖紧密,鳃色鲜红,黏液透明无异味。一般在冰箱冷冻室内储存即可。

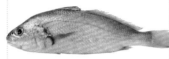

蛤蜊

性味归经: 性寒,味甘;入胃经。

功效: 滋阴润燥,利尿消肿,软坚散结。

主治: 阴虚所致的口渴、干咳、心烦、手足心热等症。

主要营养成分: 蛋白质、脂肪、碳水化合物、铁、钙、磷、碘、维生素、氨基酸和牛磺酸等。

选购与贮藏: 选购蛤蜊时,可拿起轻敲,若为"砰砰"声,则蛤蜊是死的;若为"咯咯"较清脆的声音,则蛤蜊是活的。蛤蜊冬天存放的时间比较久,如果是夏天存放,最好不超过1天,尽量现买现吃。

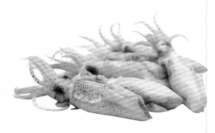

鱿鱼

性味归经: 性平,味酸;入肝、脾、胃、肺经。

功效: 补虚养气,滋阴养颜。

主治: 脾胃虚寒、高脂血症、高胆固醇血症、动脉硬化等心血管病及肝病、湿疹、荨麻疹。

主要营养成分: 蛋白质、钙、磷、铁、钾、硒、碘、锰、铜等。

选购与贮藏: 优质鱿鱼体形完整、坚实,呈粉红色,有光泽;体表面略现白霜,肉肥厚,呈半透明状态,背部不红。鱿鱼处理好后在冰箱内冷冻储存即可。

鳝鱼

性味归经: 性平,味甘;入肝、脾、肾经。

功效: 益气血,补虚损。

主治: 各种痔、瘘、疮疡、口中唾液过多等症。

主要营养成分: 蛋白质、脂肪、钙、磷、铁、B族维生素、维生素C等多种维生素。

选购与贮藏: 挑选鳝鱼时,以表皮柔软、颜色灰黄、肉质细致、闻起没有臭味者为佳。鳝鱼最好是在宰后即刻烹煮食用,因为鳝鱼死后容易产生组胺,易引发中毒现象,不利于人体健康。

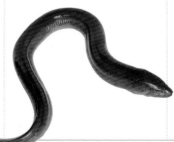

墨鱼

性味归经: 性平,味甘;入肝、肾经。

功效: 养血通经,补脾催乳,益肾滋阴,调经止带。

主治: 月经不调、水肿、湿痹、痔疮、脚气等症。

主要营养成分: 蛋白质、碳酸钙、壳角质、黏液质、少量氯化钠、磷酸钙、镁等。

选购与贮藏: 背面全白或骨上皮稍有紫色的,为质量上乘的墨鱼;背面全部深紫色或稍有红色的,为质量差的墨鱼。一般在冰箱的冷冻室内存放即可。

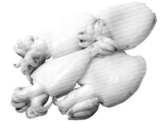

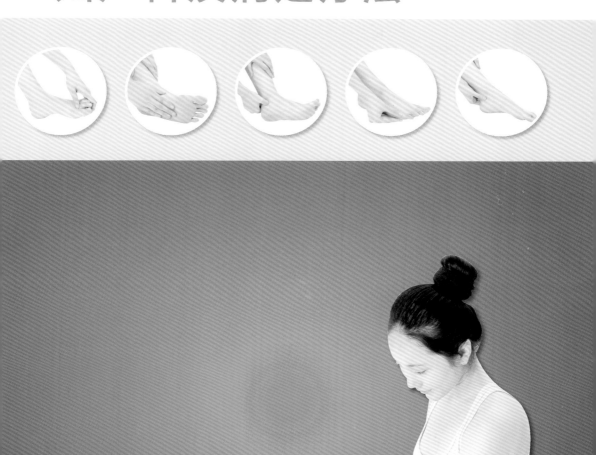

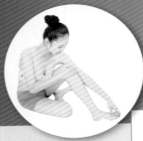

01 | 月经不调
点按三阴交、八风穴，疏肝理气

概述
疾病概念与简要论述

　　月经不调是指月经的周期、经量等出现异常变化，包括月经先期、月经后期、月经先后无定期等。其中月经周期提前7日以上，甚至10余日一行，称为月经先期；月经推迟7日以上，甚至40～50日一行，称为月经后期；月经周期或提前或错后，经量或多或少，经行不畅，称为月经先后无定期。

按摩取穴
对症按摩足部穴位一览

　　经穴：三阴交、太溪、太冲、行间、然谷、照海、足临泣、水泉
　　奇穴：八风

按摩反射区
对症按摩足部反射区图解展示

　　肾脏、肾上腺、输尿管、膀胱、脑垂体、甲状腺、生殖腺、子宫、腹腔神经丛、腰椎、骶骨。
　　针对月经不调症状，按摩肾脏、肾上腺、生殖腺、子宫、腹腔神经丛等反射区，可补肾益精，治疗女性不孕症、男性不育症、月经不调等症。

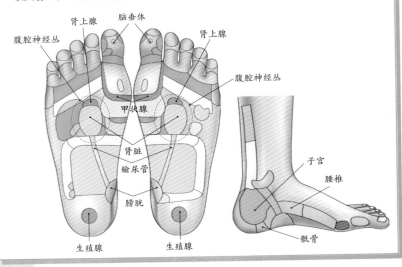

足浴配方
组方：

红花 40克

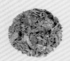

艾叶 40克

方法：
红花与艾叶各分十等份，滚水泡开后泡脚。

健康贴士
1.注意经期卫生，忌食生冷食物，避免精神刺激。
2.过度节食、嗜烟、酗酒也会引起月经不调，要养成健康规律的生活习惯。
3.经期要防寒避湿，避免淋雨、游泳、喝冷饮等，尤其要注意保暖，防止下半身受凉。

足部按摩流程
对症按摩分步详解

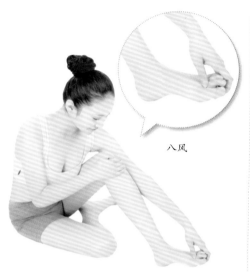

八风

点揉经穴：三阴交、太溪、太冲、行间、然谷、照海、足临泣、水泉等穴，各1～3分钟。点掐八风穴。

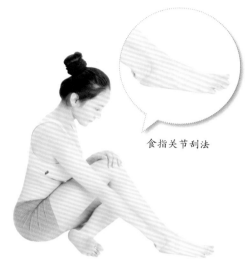

食指关节刮法

采用拇指指端点法、食指指间关节点法、拇指关节刮法、按法、食指关节刮法、双指关节刮法、拳刮法、拇指推法、擦法、拍法等按摩相应反射区。各操作3～5分钟，以局部胀痛为佳。

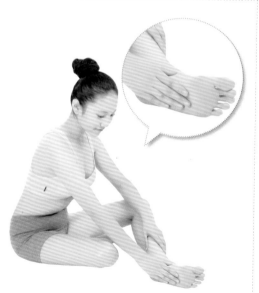

擦足心、足跟。

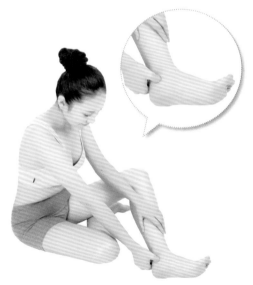

按摩手法宜中度而持续，如持续月经不调，应到医院做进一步检查。

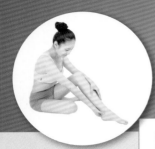

02 | 痛经

点按三阴交、28号穴，化淤止痛

足浴配方

组方：

益母草 30克

菊花 15克

黄芩 15克

夜交藤 15克

方法：

将上述药材用水煎，去渣取汁，加入温水，用蒸汽足浴盆浸泡双脚。每日1次，每次30分钟。

健康贴士

1. 痛经剧烈时应卧床休息，如出现面色苍白、肢冷出汗等症状，应立即平卧、保暖，必要时需到医院就诊。
2. 经期应避免剧烈运动及过度劳累。
3. 保持外阴部清洁。
4. 保持室内空气清新、流通，温度和湿度适宜。

概述

疾病概念与简要论述

痛经指经期前后或行经期间出现的下腹部痉挛性疼痛，通常伴有全身不适的症状，严重影响患者日常生活。痛经分原发性痛经和继发性痛经两种。盆腔器官病变而引发的痛经，称为原发性痛经；因生殖器官发生明显病变而引发的痛经，称为继发性痛经。

按摩取穴

对症按摩足部穴位一览

经穴：涌泉、大敦、太冲、行间、水泉、三阴交、太溪、照海

奇穴：28号穴、平痛

按摩反射区

对症按摩足部反射区图解展示

头部（大脑）、脑垂体、肾上腺、肾脏、输尿管、膀胱、心脏、脾、生殖腺、子宫。

针对痛经症状，按摩生殖腺、子宫等反射区，可活血养宫，治疗子宫发育不良、痛经等症。

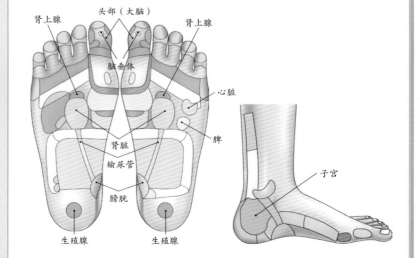

足部按摩流程
对症按摩分步详解

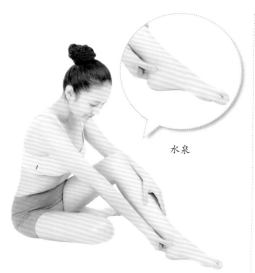

水泉

点按经穴：涌泉、大敦、太冲、行间、三阴交、太溪、照海、水泉；奇穴：28号穴，各1～2分钟。掐点平痛穴。

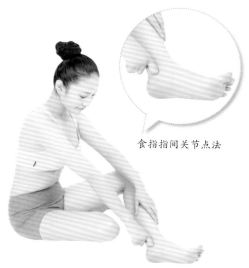

食指指间关节点法

采用拇指指端点法、食指指间关节点法、拇指关节刮法、按法、拳刮法、拇指推法、擦法、拍法等按摩相应反射区。重点在生殖腺、子宫、肾反射区。各操作3～5分钟，以局部胀痛为佳。

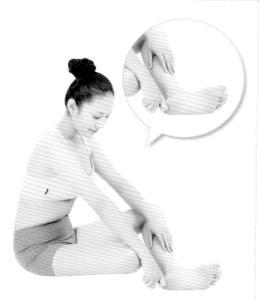

重点按足跟，捻摇各趾。

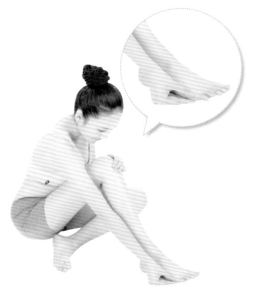

发病时按摩手法宜用力深透，平时手法应力度适中，以起到预防保健的作用。

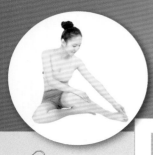

03 | 倒经
点按三阴交、再生穴，调经止血

足浴配方

组方：

益母草 30克

香附 20克

乳香 20克

没药 20克

夏枯草 20克

方法：
将上述药材洗净，
加入清水浸泡5~10
分钟，水煎取汁，待
水温后浴足。

健康贴士

1. 经期应避免剧烈运
动和精神刺激。
2. 多吃新鲜蔬果和富含
维生素的食物，忌食辛
辣刺激性强的食物。
3. 经常发生倒经的青
年女性，最好到医院检
查，如发现子宫移位，
应该接受进一步治疗。

概述
疾病概念与简要论述

倒经是指月经前后，或正值经期，子宫以外部位如鼻黏膜、胃、肠、肺、乳腺等部位发生出血。一般表现为除正常阴道流血外，鼻腔（或口腔）也会流少量的血，持续天数不等。此时，月经量少，甚至无月经，鼻衄或吐血量可多可少，常伴有全身不适、精神不畅、下腹部胀痛等症状。

按摩取穴
对症按摩足部穴位一览

经穴：内庭、昆仑、至阴、三阴交、隐白、足通谷、太冲、中都

奇穴：再生、膀胱区

按摩反射区
对症按摩足部反射区图解展示

肾脏、肾上腺、输尿管、膀胱、脑垂体、甲状腺、生殖腺、子宫、腹腔神经丛、腰椎、骶骨。

针对倒经症状，按摩生殖腺、子宫、腹腔神经丛等反射区，可补益肾精，活血养宫，治疗各种妇科疾病。

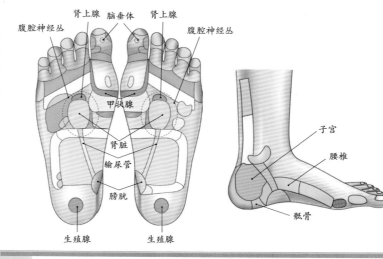

足部按摩流程
对症按摩分步详解

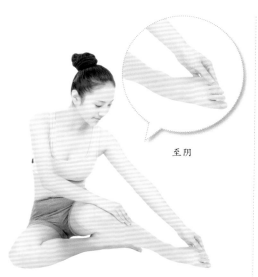

至阴

点揉经穴：内庭、昆仑、三阴交、隐白、太冲、中都、足通谷、至阴；奇穴：再生、膀胱区。各1～3分钟。

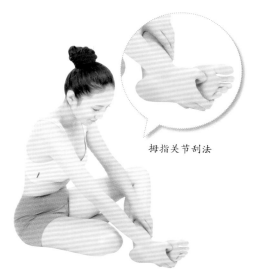

拇指关节刮法

采用拇指指端点法、食指指间关节点法、拇指关节刮法、按法、食指关节刮法、双指关节刮法、拳刮法、拇指推法、擦法、拍法等按摩相应反射区。各操作3～5分钟，以局部胀痛为佳。

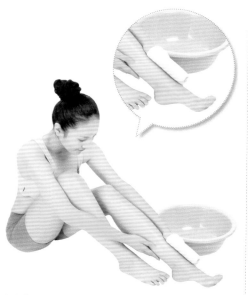

患病期间，可经常用湿热毛巾擦足。

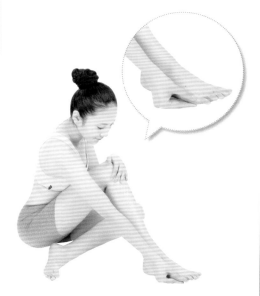

患此病者，按摩手法宜迅速而深透，平时按摩可起到防病保健的作用。

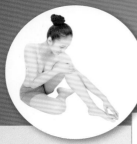

04 | 经行头痛
点按三阴交、24号穴，活血止痛

概述
疾病概念与简要论述

经期或经期前后出现头痛，这类症状称为经行头痛，常伴有头晕、目眩、恶心、呕吐、心悸、乏力或口苦、心烦、小腹疼痛等症状。头痛发生在经前、经期者多为实证，发生于经后者多为虚证。

按摩取穴
对症按摩足部穴位一览

经穴：涌泉、解溪、太冲、三阴交、昆仑、申脉、金门、京骨、束骨、足通谷、足临泣、地五会、足窍阴、侠溪、行间

奇穴：24号穴、25号穴、26号穴

按摩反射区
对症按摩足部反射区图解展示

头部（大脑）、脑垂体、肾脏、输尿管、膀胱、心脏、肝脏、脾、下腹部、子宫、甲状腺、腹腔神经丛。

针对经行头痛症状，按摩下腹部、子宫、腹腔神经丛等反射区，可活血养宫，治疗各种妇科疾病。

足浴配方

组方：

党参10克

黄芪10克

桑枝10克

枳壳10克

蔓荆子10克

白蒺藜10克

白芍10克

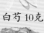

牛膝10克

独活20克

方法：
将上述药材水煎取汁1500毫升，加入温水，用蒸汽足浴盆浸泡双脚，每日1次。

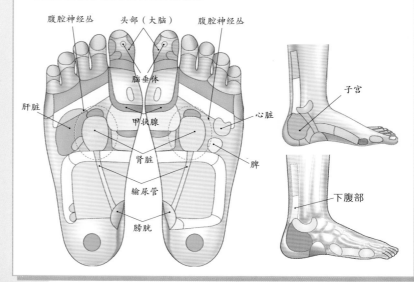

腹腔神经丛　头部（大脑）　腹腔神经丛　子宫　肝脏　脑垂体　心脏　甲状腺　脾　肾脏　输尿管　下腹部　膀胱

足部按摩流程
对症按摩分步详解

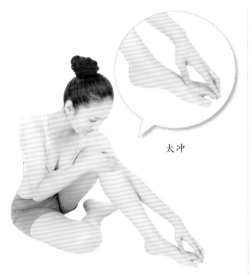

太冲

按揉经穴：涌泉、解溪、太冲、三阴交、昆仑、申脉、金门、京骨、束骨、足通谷、足临泣、地五会、足窍阴、侠溪、行间；奇穴：24号穴、25号穴、26号穴。各2分钟左右。

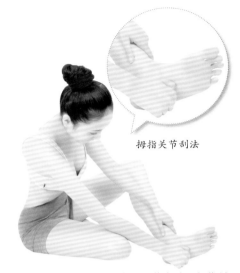

拇指关节刮法

采用拇指指端点法、食指指间关节点法、拇指关节刮法、按法、食指关节刮法、双指关节刮法、拳刮法、拇指推法、擦法、拍法等按摩相应反射区。各操作3~5分钟，以局部胀痛为佳。

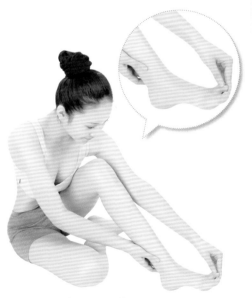

摇拔各趾，擦足心及足跟。

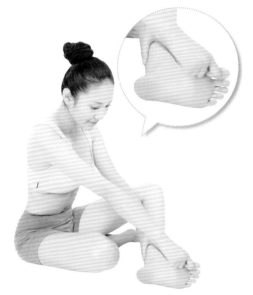

发病时按摩手法宜用力深透，平时按摩力度适中即可。

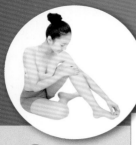

05 | 经行乳胀
点按涌泉、三阴交穴，调经通络

概述
疾病概念与简要论述

经行乳胀是指经前或经期乳房胀痛，或乳头痒痛，又称"经行乳房痛"。经行乳胀往往于月经来临前3～7天发生，多见于青年女性，是妇科常见病之一。常伴有胸胁胀闷、喜叹息，或目涩、咽干口燥、五心烦热等症状。

按摩取穴
对症按摩足部穴位一览

经穴：涌泉、行间、太冲、中都、三阴交

按摩反射区
对症按摩足部反射区图解展示

头部（大脑）、脑垂体、肾上腺、肾脏、胸（乳房）、颈项、心脏、肝脏、胆囊、生殖腺、上身淋巴腺。

针对经行乳胀症状，按摩胸（乳房）、生殖腺、上身淋巴腺等反射区，可提高自身免疫力，治疗乳腺炎、乳房或胸部肿块、胸痛等病症。

足浴配方

组方：

夏枯草 30克

淡竹叶 30克

方法：
诸药择净，加入清水浸泡5～10分钟，水煎取汁，加温水，倒入足浴盆，先熏双足心，待水温后浴足。

健康贴士

1. 注意保护乳房，选择合适的内衣，积极治疗乳房疾病，进行乳房保健按摩。
2. 多吃具有行气通经功效的食物，如橘子、丝瓜、荔枝等，忌食刺激性食物。

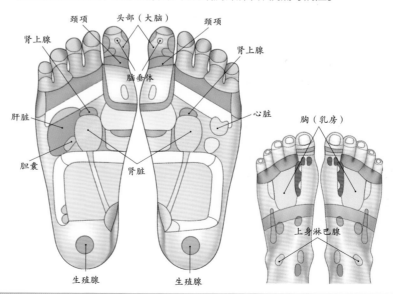

颈项　头部（大脑）　颈项
肾上腺　　　　　　　　肾上腺
脑垂体
肝脏　　　　　　　　心脏
胆囊　　　　　　　胸（乳房）
　　　　肾脏
生殖腺　　生殖腺　　上身淋巴腺

足部按摩流程
对症按摩分步详解

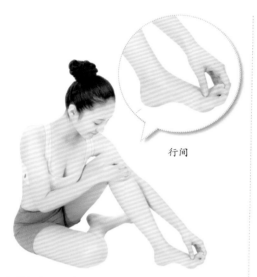

行间

点按经穴：涌泉、行间、太冲、中都、三阴交，各2~3分钟。

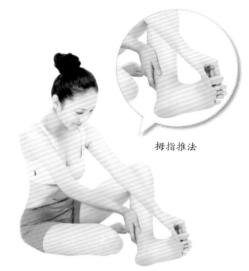

拇指推法

采用拇指指端点法、食指指间关节点法、拇指关节刮法、按法、食指关节刮法、双指关节刮法、拳刮法、拇指推法、擦法、拍法等按摩相应反射区。各操作3~5分钟，以局部胀痛为佳。

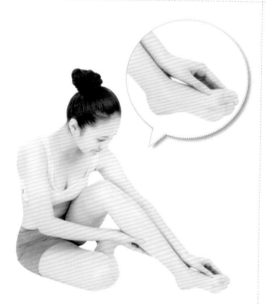

按摩时可配合加按头部、胸部的相关穴位，亦可配合深呼吸或扩胸运动。

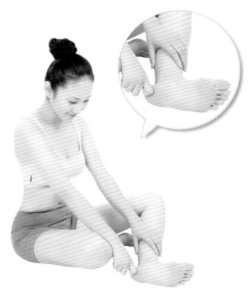

按摩手法应由轻至重，活动幅度亦由小到大。

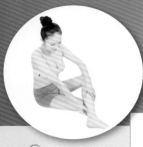

06 | 带下病
点按三阴交、行间穴，活血理气

概述
疾病概念与简要论述

　　带下病是指妇女带下量明显增多、色泽异常、有异味，常伴有腰酸疼痛，小腹冷等症状的一类病症。本病的治疗以祛湿为主，因感染虫虱而致阴痒蚀烂者，必须配合阴道冲洗和纳药等外治法。

按摩取穴
对症按摩足部穴位一览

　　经穴：照海、三阴交、行间、蠡沟

按摩反射区
对症按摩足部反射区图解展示

　　头部（大脑）、脑垂体、肾上腺、肾脏、生殖腺、输卵管卵巢、子宫、胃、小肠、输尿管、膀胱。

　　针对带下病症状，按摩生殖腺、子宫等反射区，可活血养宫，治疗子宫脱垂、白带增多等症。

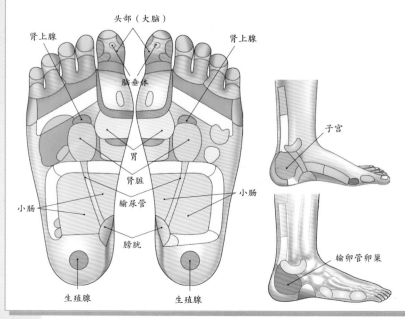

足浴配方

组方：

石榴花 30 克

方法：
将石榴花择净，加入清水浸泡 5～10 分钟，水煎取汁，先熏蒸会阴部，待水温适宜时坐浴和足浴同时进行。

健康贴士

1. 注意下腹部的保暖，饮食要有节制，避免伤及脾胃。
2. 经期禁止游泳，以防病菌上行感染。
3. 提倡淋浴，厕具改为蹲式，以防交叉感染。
4. 治疗期间要禁止性生活。
5. 换洗下来的内衣要煮沸消毒。
6. 所有阴道用药和冲洗治疗，应在月经结束以后方可进行。

足部按摩流程
对症按摩分步详解

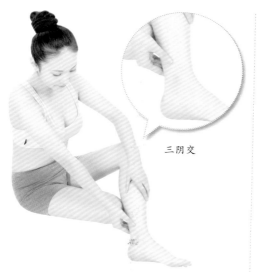

三阴交

持续点揉照海、三阴交、行间、蠡沟各穴，各3分钟。

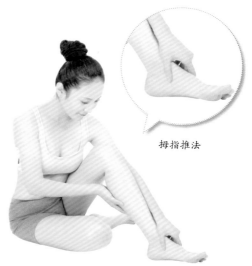

拇指推法

采用拇指指端点法、食指指间关节点法、拇指关节刮法、按法、食指关节刮法、双指关节刮法、拳刮法、拇指推法、擦法、拍法等按摩相应反射区。各操作3~5分钟，以局部胀痛为佳。

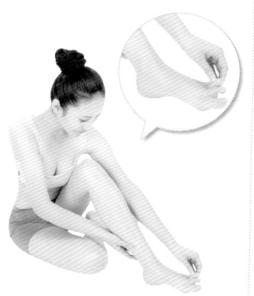

重擦足心，拔摇各趾。

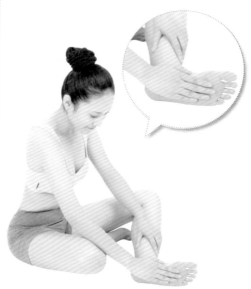

按摩手法宜持续，力度适中，可根据症状加按相关穴区以辅助调治。

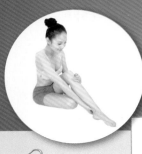

07 | 盆腔炎
点按行间、八风穴，滋阴益肾

足浴配方

组方：

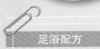

泽兰100克

莪术80克

大黄60克

仙茅80克

蛇床子80克

石韦80克

通草80克

肉桂60克

麦冬80克

方法：
上述药材混合均匀，每次取100~120克，加水煎15分钟后取汁，待水温后浴足。每次20~25分钟，2个月为1个疗程。

概述
疾病概念与简要论述

盆腔炎是指子宫、输卵管、卵巢、盆腔腹膜等部位炎症的总称，以输卵管炎较为多见。常伴有发热，恶寒，少腹疼痛，带下量多，月经不调等症状。根据发病过程及临床表现，分为急性盆腔炎和慢性盆腔炎两种。慢性盆腔炎主要表现为下腹坠胀疼痛、月经不调、痛经及不孕等症状；急性盆腔炎主要表现为发热、下腹痛和局部触痛等症状。

按摩取穴
对症按摩足部穴位一览

经穴：涌泉、行间、中封、太冲、太溪、照海
奇穴：八风

按摩反射区
对症按摩足部反射区图解展示

头部（大脑）、脑垂体、肾脏、肾上腺、输尿管、膀胱、肺及支气管、甲状旁腺、子宫、腹腔神经丛、下腹部、肝脏、脾、生殖腺。

针对盆腔炎症状，按摩子宫、腹腔神经丛、下腹部等反射区，可活血养宫，治疗各种妇科疾病。

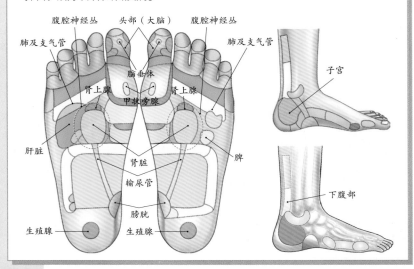

足部按摩流程
对症按摩分步详解

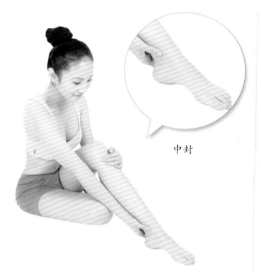

中封

点揉经穴：涌泉、行间、中封、太冲、太溪、照海等穴，各1～3分钟。点掐八风穴。

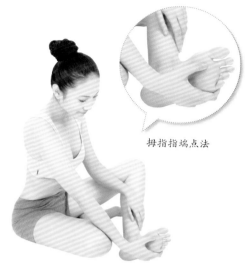

拇指指端点法

采用拇指指端点法、食指指间关节点法、拇指关节刮法、按法、食指关节刮法、双指关节刮法、拳刮法、拇指推法、擦法、拍法等按摩相应反射区。各操作3～5分钟，以局部酸胀为佳。

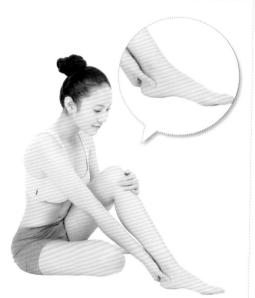

急性盆腔炎按摩宜用力深透；慢性者按摩宜力度适中。

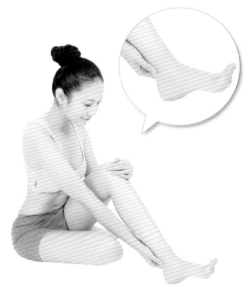

可根据病症加用相应穴区，按摩手法宜由轻到重。

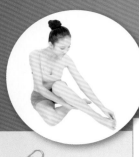

08 | 急性乳腺炎
点按行间、炉底三针穴，消肿止痛

概述
疾病概念与简要论述

急性乳腺炎俗称"奶疖"，多由细菌侵入输乳管所致。急性乳腺炎常发生于产后3～4周，主要症状有患侧乳房肿大、疼痛、哺乳时疼痛加剧等。如不及时治疗，炎症进一步发展会形成脓肿，进而引起全身不适。

按摩取穴
对症按摩足部穴位一览

经穴：涌泉、太冲、行间、地五会、足临泣、侠溪

奇穴：炉底三针

按摩反射区
对症按摩足部反射区图解展示

头部（大脑）、脑垂体、肾上腺、肾脏、肝脏、脾、胸（乳房）、胸部淋巴腺、上身淋巴腺、下身淋巴腺。

针对急性乳腺炎症状，按摩胸部淋巴腺、上身淋巴腺、下身淋巴腺等反射区，可提高自身免疫力，治疗乳腺炎、乳房或胸部肿块、胸痛等症。

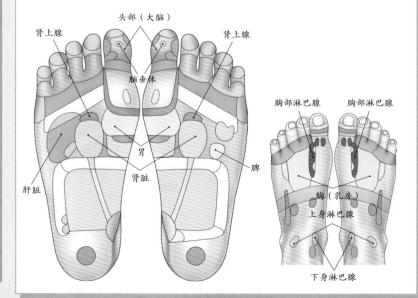

足浴配方

组方：

桂枝30克

川椒30克

麻黄30克

方法：
诸药择净，加清水浸泡5～10分钟，水煎取汁，先熏双足心，待水温后浴足。

健康贴士

1. 早期注意按摩和吸乳，患者可用手指顺乳头方向轻轻按摩，并用吸乳器吸乳，以畅通阻塞的乳腺管口，吸通后应尽量排乳汁。

2. 哺乳期要保持乳头清洁，常用温水清洗乳头，定时哺乳，但不可用患侧乳房哺乳，每次应尽可能将乳汁排空。

3. 不宜让婴儿含乳头睡觉，哺乳后应用内衣将乳房托起。

4. 注意休息，饮食宜清淡，忌辛辣。

足部按摩流程
对症按摩分步详解

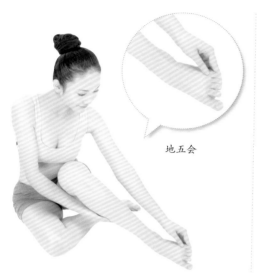

地五会

重点揉足底炉底三针穴，点按经穴：涌泉、太冲、行间、侠溪、地五会、足临泣，各1～3分钟，亦可熏灸。

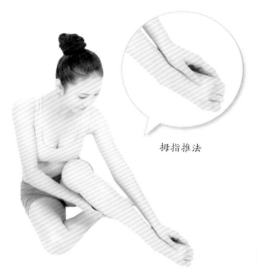

拇指推法

采用拇指指端点法、食指指间关节点法、拇指关节刮法、按法、食指关节刮法、双指关节刮法、拳刮法、拇指推法、擦法、拍法等按摩相应反射区。各操作3～5分钟，以局部酸胀为佳。

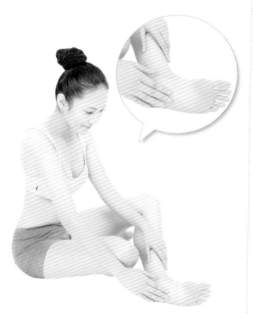

擦足底正中线。

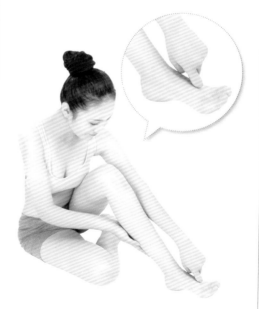

按摩时用力宜深透，敏感穴区可重复操作。

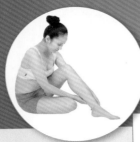

09 妊娠呕吐
点按冲阳、10号穴，健脾消食

概述
疾病概念与简要论述

妊娠女性在怀孕6周左右出现食欲不振、轻度恶心、呕吐、头晕、体倦等症状，称为早孕反应，对生活和工作影响不大，不需特殊治疗。少数妊娠女性反应严重，呈持续性呕吐，甚至不能进食、饮水，这时称为妊娠剧吐。患者不必过度紧张，持续一段时间后症状便会消失。

按摩取穴
对症按摩足部穴位一览

经穴：冲阳、太白、隐白、内庭、公孙

奇穴：8号穴、10号穴、19号穴

按摩反射区
对症按摩足部反射区图解展示

头部（大脑）、脑垂体、肾上腺、肾脏、甲状腺、胸（乳房）、腹腔神经丛、肝脏、胃、输尿管、膀胱、生殖腺、耳部区（平衡器官）。

针对妊娠呕吐症状，按摩腹腔神经丛、肝脏、胃等反射区，可降逆和胃，治疗恶心、呕吐等症。

足浴配方

组方：

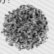

霍香20克

甘草20克

方法：
诸药择净，加清水浸泡5~10分钟，水煎取汁，先熏双足心，待水温后浴足。

健康贴士

1. 应调整饮食结构，少食多餐，适当增加酸味、咸味和有助于消化吸收的食物的摄入。
2. 忌辛辣、油腻食物，不可盲目追求高营养。
3. 孕妇应尽量避免闻到异味。
4. 服用维生素B₆可缓解妊娠呕吐症状。

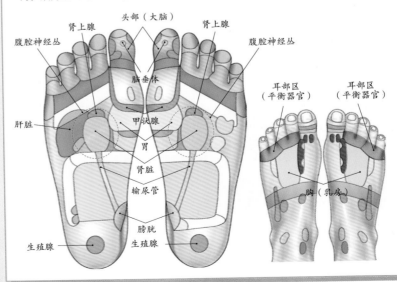

足部按摩流程
对症按摩分步详解

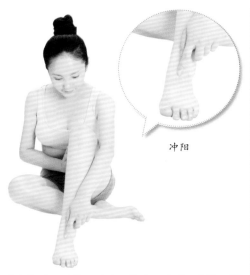

冲阳

按揉经穴：冲阳、太白、隐白、内庭、公孙；奇穴：8号穴、10号穴、19号穴。各1~2分钟。

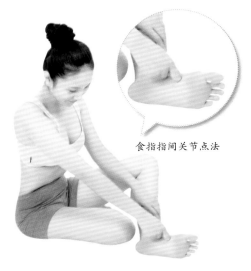

食指指间关节点法

采用拇指指端点法、食指指间关节点法、拇指关节刮法、按法、食指关节刮法、双指关节刮法、拳刮法、拇指推法、擦法、拍法等按摩相应反射区。各操作3~5分钟，以局部胀痛为佳。

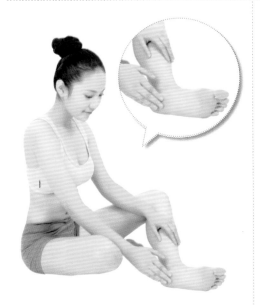

擦热足跟。

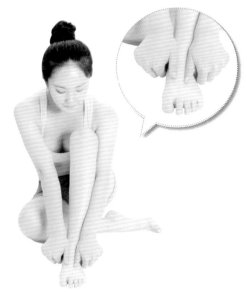

按摩时的手法要持续和缓，以免对胎儿造成不良影响。

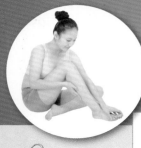

10 胎动不安

点按涌泉、公孙穴，益肾安胎

组方：

磁石 30克

菊花 15克

黄芩 15克

夜交藤 15克

方法：
上述药材水煎2次，去渣取汁，倒入浴盆，浸泡双脚，每日1次，可治疗胎动不安、早产等。

健康贴士

1. 中医认为胎动不安主要与肾气不足、气血虚弱等因素有关。大部分胎动不安都是因为劳累过度或体质虚弱导致的，所以患者应注意休息。

2. 若因胎元有缺陷而致胎动不安者，胚胎不能成形，故不宜进行保胎治疗。

概述
疾病概念与简要论述

胎动不安又称"胎漏"，多表现为腰酸、腹痛或坠胀不适，继而或有少量阴道出血，多由气虚、血虚、肾虚、血热或外伤损动胎元、母体所致。经过保胎治疗及休息，如胎儿存活，一般仍可继续妊娠。

按摩取穴
对症按摩足部穴位一览

经穴：涌泉、太溪、公孙、照海

按摩反射区
对症按摩足部反射区图解展示

头部（大脑）、脑垂体、肾上腺、肾脏、胃、小肠、生殖区、输尿管、膀胱、下腹部。

针对胎动不安症状，按摩生殖区、下腹部等反射区，可养宫安胎，治疗子宫内膜炎、子宫内膜异位症、子宫发育异常等症。

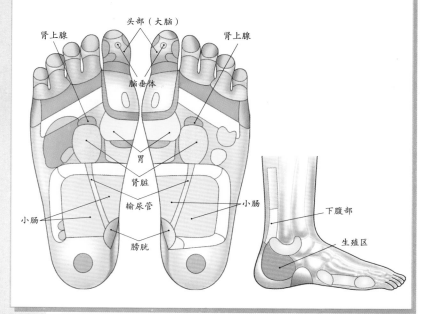

足部按摩流程
对症按摩分步详解

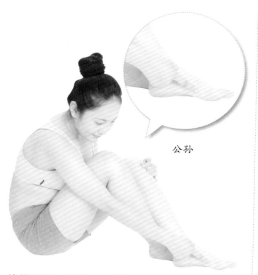

公孙

按揉经穴：涌泉、太溪、公孙、照海，各1～2分钟。

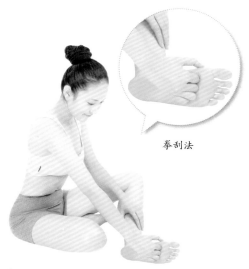

拳刮法

采用拇指指端点法、食指指间关节点法、拇指关节刮法、按法、食指关节刮法、双指关节刮法、拳刮法、拇指推法、擦法、拍法等按摩相应反射区。各操作3～5分钟，以局部胀痛为佳。

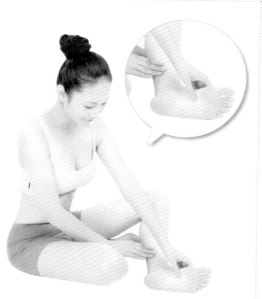

除按摩外，也可于相应穴区施灸治疗。

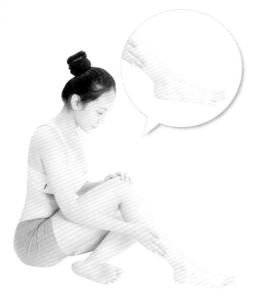

按摩手法一定要迅速、灵活、轻巧，循序渐进。同时采取相应措施以确保及时送往专科诊治。

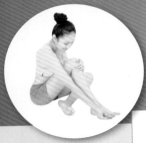

11 | 胎位异常
点按至阴、涌泉穴，矫正胎位

概述
疾病概念与简要论述

正常胎位绝大多数为枕前位，如妊娠30周后，产前检查发现胎位呈枕后位、臀位、横位等，均称为胎位异常。常见于经产妇或腹壁松弛的孕妇。如产检发现胎位异常，应及时纠正复位，以免分娩时出现难产现象，若治疗数次无效当查明原因，或转科接受专科治疗。

按摩取穴
对症按摩足部穴位一览

经穴：至阴、涌泉

按摩反射区
对症按摩足部反射区图解展示

头部（大脑）、脑垂体、肾上腺、肾脏、脾、胃、小肠、生殖腺、上身淋巴腺、下身淋巴腺。

针对胎位不正症状，按摩生殖腺、上身淋巴腺、下身淋巴腺等反射区，可补肾益精，治疗男女性性功能低下、女性不孕症、男性不育症等症。

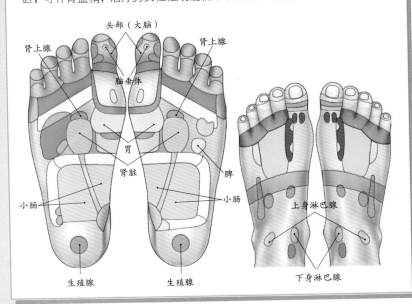

足浴配方

组方：

白术 20克

黄芩 20克

茯苓 20克

方法：
上述药材用水煎取2500毫升药液，浸泡双脚，每日2次，每次30分钟。

健康贴士

1. 孕妇羊水过多或腹壁松弛，会使胎儿在宫腔内的活动范围过大，造成胎位不正。
2. 子宫畸形、胎儿畸形、多胎、羊水过少等，会使胎儿在宫腔内的活动范围变小，也会造成胎位不正。
3. 骨盆狭窄、胎儿巨大等也可造成胎位不正。
4. 建议孕妇在怀孕7~8个月后，在家中进行膝胸卧式运动，这样可以帮助胎位早日转正。

足部按摩流程
对症按摩分步详解

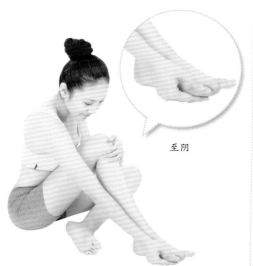

至阴

擦捻经穴：至阴、涌泉，至发热，亦可熏灸。

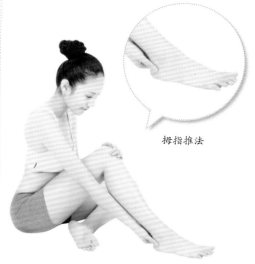

拇指推法

采用拇指指端点法、食指指间关节点法、拇指关节刮法、按法、食指关节刮法、双指关节刮法、拳刮法、拇指推法、擦法、拍法等按摩相应反射区。各操作3～5分钟，以局部胀痛为佳。

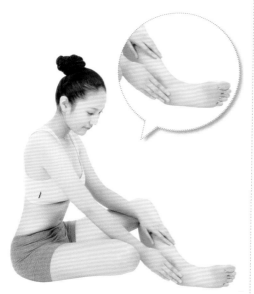

擦热足心，摩运足跟，可先用温水浴足再按摩。

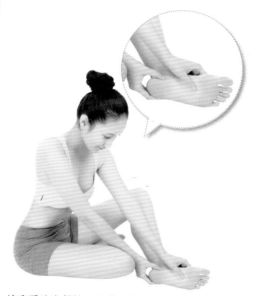

按摩手法宜轻快，不能用力过猛。按摩时患者宜精神放松，不要过分紧张，注意足部保暖。

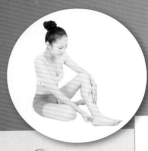

12 | 产后便秘
点按三阴交、炉底三针穴，通调肠胃

概述
疾病概念与简要论述

产后便秘是指产妇产后饮食如常，但大便数日不行或排便时干燥疼痛，难以解出，是最常见的产后病症之一。本病多由产后失血伤津，肠道失润所致，因此应多食新鲜蔬果，加强产后锻炼以预防此症。

按摩取穴
对症按摩足部穴位一览

经穴：涌泉、照海、大钟、三阴交、解溪、大都、太白、商丘

奇穴：炉底三针

按摩反射区
对症按摩足部反射区图解展示

头部（大脑）、肾上腺、肾脏、输尿管、膀胱、脾、胃、肝脏、十二指肠、小肠、直肠及乙状结肠、肛门、腹腔神经丛、横结肠、降结肠、胰、上身淋巴腺、下身淋巴腺。

针对产后便秘症状，按摩十二指肠、小肠、直肠及乙状结肠、肛门、腹腔神经丛等反射区，可宽肠通便，消痔止血，治疗痔疮、便秘等症。

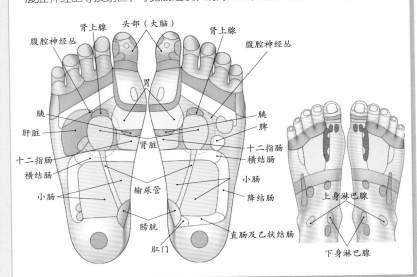

足浴配方

组方：

番泻叶 15 克

方法：
上述药材水煎取汁，待水温后浴足，每日2次，每次10~20分钟，连用2~3天。

健康贴士

1. 多食高蛋白及高纤维食物，如鸡肉、鸭肉、蛋类，新鲜蔬果等，这样可以提供较多的食物残渣，既有丰富营养，又利于大便通畅。
2. 产妇宜多饮水，如白开水、淡盐水、菜汤、豆浆、果汁等。
3. 产妇宜多吃植物油，如芝麻油、花生油、豆油等，可润肠通便。
4. 产妇要适当选择食用有产气作用食物，如豆类、红薯、土豆等。

足部按摩流程
对症按摩分步详解

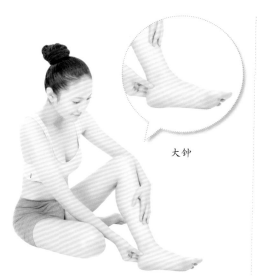

大钟

按揉经穴：涌泉、照海、大钟、三阴交、解溪、大都、太白、商丘；奇穴：炉底三针穴。各2分钟。

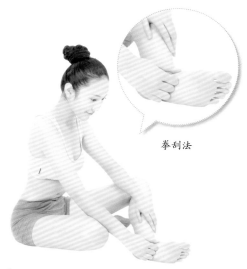

拳刮法

采用拇指指端点法、食指间关节点法、拇指关节刮法、按法、食指关节刮法、双指关节刮法、拳刮法、拇指推法、擦法、拍法等按摩相应反射区。各操作3～5分钟，以局部胀痛为佳。

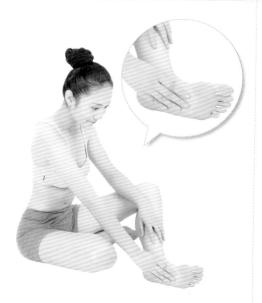

反复擦推足底，力度适中。

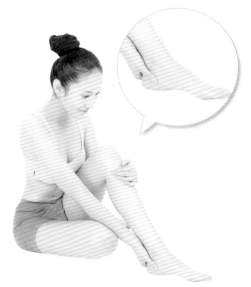

按摩十二指肠等反射区时，应依照肠的蠕动方向对反射区进行点揉。

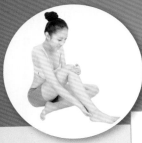

13 | 产后血晕
点按三阴交、3号穴，补血养血

足浴配方
组方：

桂枝20克

川椒10克

红花10克

艾叶10克

方法：
将上述药材择净，用水煎，去渣取汁备用。每晚临睡前将约1000毫升的温水倒入盆内，兑入药汁100~200毫升，浴足。

健康贴士

宜充分休息，补充营养。忌食生冷、性寒的食物。

概述
疾病概念与简要论述

产后血晕是产科病症之一，多由于产妇素体气血虚弱，加之分娩时产程过长，失血过多所致。主要表现为产妇分娩后头晕目眩、不能起坐，或心胸满闷、恶心呕吐等，严重者甚至会不省人事。

按摩取穴
对症按摩足部穴位一览

经穴：太冲、申脉、足通谷、昆仑、涌泉、解溪、三阴交

奇穴：3号穴、8号穴

按摩反射区
对症按摩足部反射区图解展示

头部（大脑）、颈项、肾上腺、肾脏、心脏、输尿管、膀胱、脾、胃、肺及支气管、生殖腺、腹腔神经丛、下身淋巴腺、上身淋巴腺、耳部区（平衡器官）。

针对产后血晕症状，按摩头部（大脑）、颈项、耳部区（平衡器官）等反射区，可清头明目，镇静安神，治疗头晕、头痛、失眠等症。

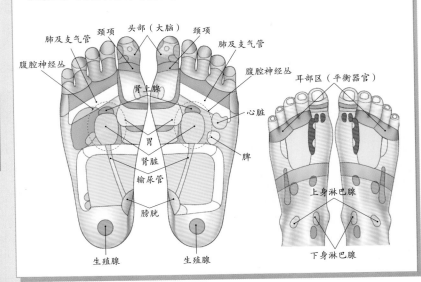

足部按摩流程
对症按摩分步详解

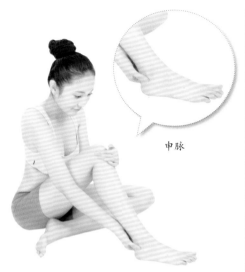

申脉

点揉经穴：太冲、申脉、足通谷、昆仑、涌泉、解溪、三阴交；奇穴：3号穴、8号穴。各1～2分钟。

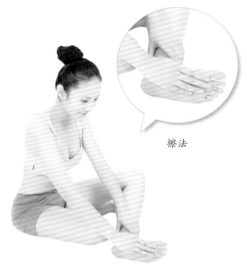

擦法

采用拇指指端点法、食指指间关节点法、拇指关节刮法、按法、食指关节刮法、双指关节刮法、拳刮法、拇指推法、擦法、拍法等按摩相应反射区。各操作3～5分钟，以局部胀痛为佳。

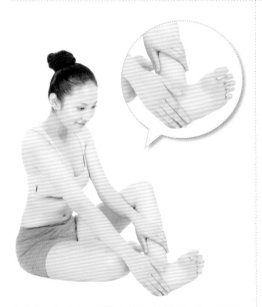

揉足跟，擦足心、足跟及内踝、外踝部至热，可用足部踩法施于足跟等部位。

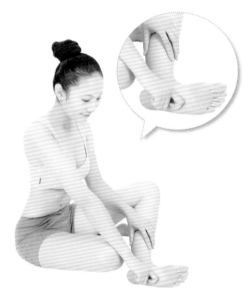

该病发作时可中度手法持续操作，症状缓解后可于胃、肾、生殖区反复操作，以巩固疗效。

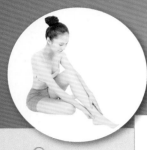

14 | 排尿异常
点按行间、14号穴，利尿排毒

足浴配方

组方：

薏苡仁30克

方法：
将上述药材择净，用水煎，去渣取汁，将1000毫升温水倒入盆内，兑入药汁，浴足。

健康贴士

1. 如果是尿道炎症引起的尿液异常，要多喝水。
2. 排尿异常的婴幼儿要吃低盐食品，不要在饭菜中放太多的盐。

概述
疾病概念与简要论述

排尿异常指产后小便不通、小腹胀急，或小便频数，或失禁。该症多由产后气虚，不能通调水道，膀胱气化不行所致，患者多伴有少气懒言，四肢无力等症状。

按摩取穴
对症按摩足部穴位一览

经穴：涌泉、行间、照海、太溪、大钟、大敦、水泉、然谷、蠡沟
奇穴：14号穴、足后四白穴

按摩反射区
对症按摩足部反射区图解展示

头部（大脑）、脑垂体、肾上腺、肾脏、输尿管、膀胱、心脏、肝脏、脾、胃、下腹部、小肠、生殖腺、子宫。

针对排尿异常症状，按摩肾上腺、肾脏、输尿管、膀胱等反射区，可清热利湿，通淋排石，主治排尿困难、泌尿系统感染等症。

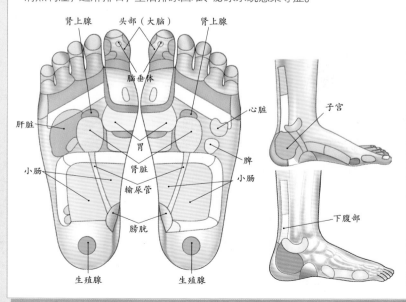

足部按摩流程
对症按摩分步详解

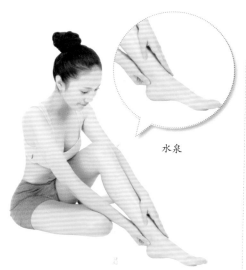

水泉

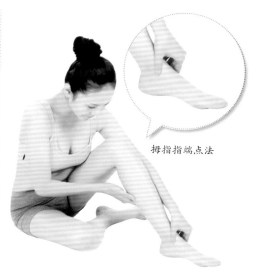

拇指指端点法

点揉经穴：涌泉、行间、照海、太溪、大钟、大敦、水泉、然谷、蠡沟；奇穴：14号穴、足后四白穴。各1～3分钟。

采用拇指指端点法、食指指间关节点法、拇指关节刮法、按法、食指关节刮法、双指关节刮法、拳刮法、拇指推法、擦法、拍法等按摩相应反射区。各操作3～5分钟，以局部胀痛为佳。

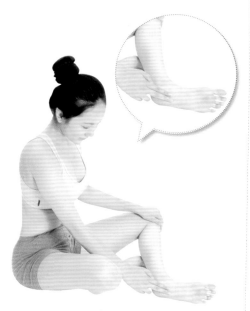

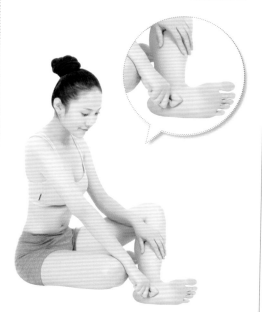

推足底正中线，拔摇各趾。

按摩手法宜适当而持续，可根据病症加用相应穴区。

葱

性味归经：性温，味辛；入肺、胃经。

功效：发汗解表，通阳散寒，解毒散凝。

主治：风寒感冒轻症、痈肿疮毒、痢疾脉微、寒凝腹痛、小便不利等病症。

主要营养成分：蛋白质、糖类、膳食纤维以及磷、铁、镁等矿物质。

选购与贮藏：宜选择直径大的，葱白部分比较多的。平时存放，可以先将葱洗净，从中间切断，再放入容器中冷冻即可。

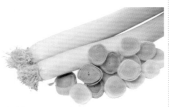

盐

性味归经：性寒，味咸；入胃、肾、大肠经、小肠经。

功效：盐能提供大量的钠，能促进蛋白质和碳水化合物的代谢和神经脉冲的传导以及肌肉的收缩，还能调节激素和细胞对氧气的消耗、控制尿量生成。

主要营养成分：钠、镁。

选购与贮藏：选择市售的品种时，注意根据自己的情况选择碘盐、低钠盐或者其他品种，注意生产日期。常温存放，注意不要放在潮湿的地方。

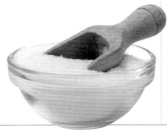

醋

性味归经：性温，味酸、苦；入肝、胃经。

功效：抗菌，防治感冒，健胃，防治腹泻、下痢。

主要营养成分：乙酸、钾、钙、钠、亚铁盐、氨基酸、乳酸。

选购与贮藏：食醋产品标签上应标明总酸的含量。总酸含量是食醋产品的一种特征性指标，其含量越高说明食醋酸味越浓。一般来说食醋的总酸含量要≥3.5g/100ml。看清生产日期，不要购买过期产品。看清生产厂家，不要被同类标签图案误导。常温保存，尽快食用。

豆豉

性味归经：性平，味咸；入肺、胃经。

功效：和胃，除烦，解腥毒，解表。

主治：外感表症、恶寒发热、头痛、烦躁、胸闷等症。

主要营养成分：蛋白质、各种氨基酸、乳酸、磷、镁、钙及多种维生素。

选购与贮藏：优质酱类具有酱香和酯香气味，无其他异味；次质酱类的固有香气平淡；劣质酱类有酸败味或霉味等不良气味。豆

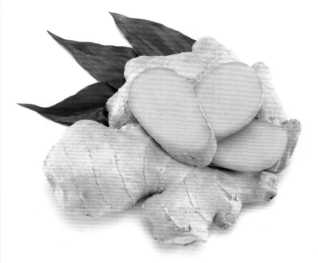

生姜

性味归经：性温，味辛；入肺、脾、胃经。

功效：发散风寒，化痰止咳，温中止呕，解毒。

主治：外感风寒及胃寒呕逆等症。

主要营养成分：蛋白质、多种维生素、胡萝卜素、钙、铁、磷等。

选购与贮藏：宜选择修整干净，不带泥土、毛根，不烂，无蔫萎、虫伤，无受热、受冻现象的。家庭储存，可用报纸包好放在冰箱的冷藏室内，冷藏室的温度不宜过低。

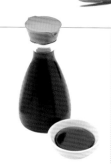

酱油

性味归经：性寒，味咸；入脾、胃、肾经。

功效：解热除烦，调味开胃，防治心血管疾病。

主要营养成分：氨基酸、可溶性蛋白质、糖类等。

选购与贮藏：买酱油要一看二摇三尝味。看质量指标，看颜色；好酱油摇起来会起很多的泡沫，不易散去；也可贴着瓶口闻味道，好酱油往往有一股浓烈的酱香味，尝起来味道鲜美。而劣质酱油摇动只有少量泡沫，并且容易散去，尝起来则有些苦涩。常温避光储存。

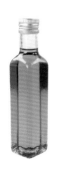

料酒

功效：促进血液循环，补血养颜，活血祛寒。

主要营养成分：酒精、糖类、糊精、有机酸类、氨基酸、酯类、醛类、杂醇油及浸出物等。

选购与贮藏：要选择正规厂家的产品。配料中是黄酒还是酒精，直接影响产品的品质。另外产品的用途是饮用还是烹饪也需要注意。常温保存，避光。

大料

性味归经：性温，味辛；入肝、肾、脾经。

功效：温中理气，健胃止呕。

主治：呕吐、腹胀、腹痛、疝气等症。

主要营养成分：黄酮类成分、莽草酸。

选购与贮藏：应选购瓣角整齐，瓣纯厚，尖角平直，蒂柄向上弯曲。味甘甜，有强烈而特殊香气的。密封保存。

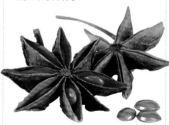

花椒

性味归经：性热，味辛；入脾、胃经。

功效：芳香健胃，温中散寒，除湿止痛，杀虫解毒，止痒解腥。

主治：呕吐、风寒湿痹、齿痛等症。

主要营养成分：柠檬烯、枯醇、牻牛儿醇、植物甾醇及不饱和脂肪酸。

选购与贮藏：要买杂质少的，比较干燥的，花椒香味比较浓的。花椒颜色也有讲究，最好买看起来是自然哑光状态的，太油亮的、太红的不好。密封储存。

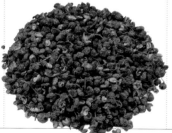

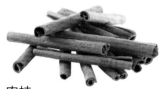

肉桂

性味归经：性热，味甘；入肾、脾、膀胱经。

功效：补元阳，暖脾胃，除积冷，通脉止痛。

主治：命门火衰、肢冷脉微、亡阳虚脱、腹痛泄泻、寒疝、腰膝冷痛等症。

主要营养成分：挥发油、水芹烯、丁香油酚等。

选购与贮藏：以皮薄、呈卷筒状、香气浓郁者为佳。密封储存。

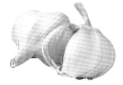

大蒜

性味归经：性温，味辛；入脾、胃、肺经。

功效：解毒杀虫，消肿，止痢。

主治：心烦痛、阳痿、小儿发红疹。

主要营养成分：大蒜油、大蒜素、硫化亚磺酸脂类、S-烷-L-半胱氨酸衍生物、γ-L-谷氨酸多肽、苷类、多糖、脂类及多种酶等。

选购与贮藏：挑选大蒜时宜选个头大、整齐坚实的大蒜。大蒜最怕温度高，因此，在保存大蒜时，要放在温度相对低的地方。另外，塑料袋透气性差，也会导致大蒜生芽或腐烂，所以大蒜要保存在通风干燥处。

孜然

性味归经：性温，味辛；入脾、胃经。

功效：祛寒除湿，理气开胃，祛风止痛。

主治：消化不良、胃寒疼痛、肾虚便频等症。

主要营养成分：钾、钠、氯、铁、锰、铬、铷、溴、铜、镍、钴、铝、钡、锂、硅、钛等。

选购与贮藏：应选择无掺杂，颜色好，味香醇，籽粒饱满且大小一致的。密封常温保存。

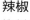

茴香

性味归经：性温，味辛；入肾、膀胱、胃经。

功效：开胃消食，理气散寒。

主治：中焦虚寒、食欲减退、恶心呕吐、腹部冷痛、疝气疼痛、睾丸肿痛、脾胃气滞、脘腹胀满作痛。

主要营养成分：挥发油，主要为茴香醚、小茴香酮、甲基胡椒酚、茴香醛等。

选购与贮藏：应选择无掺杂，颜色好的。密封避光储存。

味精

性味归经：性平，味酸。

功效：滋补，开胃，助消化。

主要营养成分：谷氨酸钠。

选购与贮藏：优质味精颗粒形状一致，色洁白有光泽，颗粒间呈散粒状态，稀释至1:100的比例时口尝仍感到有鲜味。常温保存，要放在干燥的容器内。

辣椒

性味归经：性热，味辛；入心、脾经。

功效：温中健胃，散寒燥湿，发汗。

主治：脾胃虚寒、食欲不振、腹部有冷感、泻下稀水、寒湿郁滞、少食苔腻、身体困倦、肢体酸痛、外感风寒、恶寒无汗。

主要营养成分：蛋白质、钙、磷，以及丰富的维生素C、胡萝卜素及辣椒红素。

选购与贮藏：选购辣椒时，要挑外表鲜艳有光泽，没有干枯、腐烂、虫害者。可串成串，放在干燥通风的地方，让其自然风干。

糖

性味归经：性平，味甘；入肝、脾经。

功效：提供热能。

主要营养成分：碳水化合物。

选购与贮藏：选择正规厂家生产的，带有食品标志的产品。糖一般存放在低温通风处。

胡椒

性味归经：性温，味辛；入胃、脾、大肠经。

功效：温中开胃，下气止痛，止泻，解毒。

主治：胃寒疼痛、呕吐、食欲不振。

主要营养成分：挥发油、胡椒碱、粗脂肪、粗蛋白等。

选购与贮藏：白胡椒色灰白，种仁饱满，气味较浓，品质较好；黑胡椒果皮皱而黑，气味较淡。放置于玻璃瓶或者调味瓶中密封，置于阴凉干燥处保存。

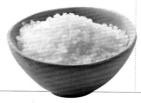

其他常见病症的足疗法

落枕

疾病概述

落枕，又名"失枕"，西医称作急性颈椎关节周围炎或颈部肌肉扭伤，冬、春季较为常见。落枕通常在入睡前并无任何症状，晨起后却感到项背部明显酸痛，颈部活动受限。这说明病起于睡眠之后，与枕头及睡眠姿势有密切关系。落枕病因主要有两个方面：一是肌肉扭伤，如夜间睡眠姿势不良，头颈长时间处于过度偏转的位置；或因枕头过高、过低或过硬，使头颈处于过伸或过屈状态，均可引起颈部一侧肌肉紧张，颈椎小关节扭错，使伤处肌筋强硬不和，气血运行不畅，以致局部疼痛不适，动作明显受限等。二是感受风寒，如盛夏贪凉，睡眠时受寒，使颈背部气血凝滞，筋络痹阻，以致颈项僵硬疼痛，动作不利。落枕后1~2天可以恢复，这期间患者会感到头部转动困难，轻微扭动颈部就会产生酸痛感。

足疗反射区

膀胱反射区、输尿管反射区、肾反射区、颈椎反射区、尾骨反射区、甲状旁腺反射区

足疗穴位

京骨穴、束骨穴、昆仑穴、申脉穴

饮食禁忌

1. 忌吃富含胆固醇的食物，如蛋黄、动物肝脏、虾、螃蟹等。

蛋黄

2. 忌烟、酒、辛辣食物。

啤酒

3. 忌油炸食物。

炸虾尾

肩痛

疾病概述

　　肩关节及其周围的肌肉筋骨疼痛称肩痛。肩后部疼痛往往连及肩胛，称肩背痛；肩痛而影响上臂甚至手肘部位的，称肩臂痛。因其均以肩痛为主要临床表现，其他部位的疼痛是由于肩痛而引起，故可统称为肩痛。症状主要表现为肩臂疼痛，活动受限，以夜间安静时疼痛加剧为特征，此病多可自愈。无论是因为提重物还是姿势不良而造成的肩部不适，只要发生轻微的肩痛症状，就要及时做相应的处理，千万不要麻痹大意，任其恶化，而贻误了病情。

足疗反射区

甲状旁腺反射区、肩反射区、髋关节反射区、肋骨反射区、肩胛骨反射区

足疗穴位

丘墟穴、条口穴

饮食禁忌

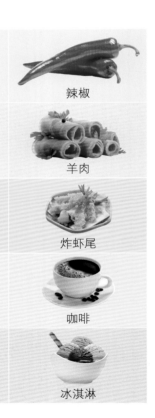

饮食禁忌	图示
1．忌吃刺激性食物，如辣椒、花椒、五香粉等。	辣椒
2．忌吃肥腻厚味食物，如肥肉、羊肉、烧鹅。	羊肉
3．忌吃油煎、油炸的食物。	炸虾尾
4．忌咖啡、酒、烟。	咖啡
5．忌吃生冷食物。	冰淇淋

扁桃体炎

疾病概述

　　扁桃体炎为腭扁桃体的非特异性炎症。外来的病毒、细菌通过口、鼻进入呼吸道和消化道以前，都要经过腭扁桃体，所以该部位很容易受感染而发炎。本病多发于春、秋季节，为耳鼻喉科的常见病。扁桃体炎的致病原以溶血性链球菌为主，其他如葡萄球菌、肺炎链球菌、流感嗜血杆菌以及病毒等也可引起该病。临床上分为急性扁桃体炎和慢性扁桃体炎。不同致病因素引起的病症，症状表现也不相同，由病毒引起者，局部及全身症状皆较轻，扁桃体充血，表面无渗出物；由细菌所致者症状较重，起病较急，可有恶寒及高热，体温可达39～40℃；咽痛明显，吞咽时尤重，甚至可放射到耳部，病程约7天。此病可引起耳、鼻以及心、肾、关节等局部或全身的并发症，故应予以重视。

足疗反射区

降压点反射区、喉及气管反射区、颈项反射区、三叉神经反射区、甲状旁腺反射区、扁桃腺反射区、淋巴腺反射区

足疗穴位

足窍阴穴、厉兑穴、内庭穴

饮食禁忌

1．忌吃辛辣刺激性食物，如韭菜、辣椒等。

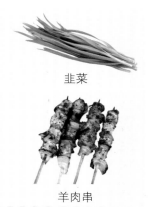

韭菜

2．忌吃油煎、油炸、烧烤的食物。

羊肉串

3．忌吃各种温补中药，如人参、鹿茸等。

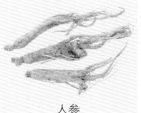

人参

肾性水肿

疾病概述

　　由于肾脏的功能障碍造成的机体水肿称为肾性水肿。肾性水肿发生的原因一般有两类：一是肾小球滤过功能下降，而肾小管对水钠重吸收的功能尚好，从而导致水钠潴留，此时常伴全身毛细血管通透性增加，因此组织间隙中水分滞留，此种情况多见于肾炎。另一种原因是大量蛋白尿导致血浆蛋白含量过低。水肿首先发生在组织疏松的部位，如眼睑或颜面部、足踝部，以晨起时最为明显，严重时可以涉及下肢及全身。肾性水肿的性质是软而易移动，临床上呈现凹陷性水肿，即用手指按压水肿处皮肤可出现凹陷。

足疗反射区

膀胱反射区、输尿管反射区、肾反射区、肾上腺反射区、心脏反射区、淋巴腺反射区

足疗穴位

照海穴、太溪穴、水泉穴

饮食禁忌

1．避免吃草酸钙含量高的食物，如菠菜、草莓、雪里红、土豆、辣椒、啤酒等。	土豆
2．忌吃糖，糖会使尿中钙离子浓度、草酸含量及尿的酸度增加。	糖果
3．忌吃太咸的食物及加工食物。	咸菜
4．忌吃油腻食物及发物，如螃蟹、羊肉、狗肉。	狗肉
5．忌吃辛辣的食物，如酒、葱、辣椒，以免生热动火，加重人体湿热。	辣椒

腱鞘炎

疾病概述

　　腱鞘炎是在手上肌腱和壳板交界的地方形成的炎症，属于非细菌性的炎症。腱鞘则是指包绕肌腱的鞘状结构，可将肌腱固定在骨膜上，防止肌腱弹起或向两侧滑移。肌腱在此长期受到过度摩擦，即可发生肌腱和腱鞘的损伤性炎症，引致肿胀。此症可以由受伤、过度劳损(尤其见于手及手指)、骨关节炎、一些免疫性疾病，甚至感染等引起。一些需要长期重复活动劳损关节的职业如打字、器乐演奏、货物搬运或需要长时间电脑操作等，都可引发病症或加重病情。常见患处有手腕、手指、肩部等位置。患者会感到关节疼痛、晨僵，起床后最为明显，而症状并不会随着活动频繁而明显缓解，受影响的关节肿胀、有弹响、关节活动障碍。若不及时治疗，则有可能发展成永久性活动障碍。

足疗反射区
甲状旁腺反射区

饮食禁忌

1. 忌吃辛辣刺激食物，如花椒、五香粉等。

花椒

2. 忌吃肥腻厚味食物，如肥肉、羊肉、烧鹅。

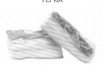
肥肉

3. 忌吃油煎、油炸的食物。

炸虾尾

4. 忌咖啡、酒、烟。

咖啡

5. 忌吃生冷食物，如冰冻食品、饮料、冰淇淋。

冰淇淋

早秃

疾病概述

早秃即"脂溢性脱发"，是在皮脂溢出过多的基础上发生的一种脱发，常伴有头屑增多，头皮常常油腻，痛痒明显。脂溢性脱发主要是由于过多的皮脂分泌物堆积在毛囊周围，甚至压迫或堵塞毛囊孔，给毛发正常生长造成障碍所致。此外，皮脂分泌物中的油酸、亚油酸等过量时对毛发有毒性作用，也会导致毛发中毒、枯萎、脱落。脂溢性脱发多发生于皮脂腺分泌旺盛的青壮年，往往自头顶开始脱发，蔓延至额部发际处，头皮油腻而亮红，结黄色油性痂。临床表现为患者头皮脂肪过量溢出，导致头皮油腻、潮湿，加上尘埃与皮屑混杂，若几天不洗头，头皮就很脏，并散发臭味，尤其在气温高时更是如此；有时还伴有头皮瘙痒等炎症，主要是头皮潮湿，细菌繁殖感染引起的脂溢性皮炎。

足疗反射区

膀胱反射区、输尿管反射区、肾反射区、肾上腺反射区、脑垂体反射区、肝脏反射区、胆反射区、甲状腺反射区、甲状旁腺反射区、淋巴腺反射区

饮食禁忌

1. 忌吃辛辣刺激食物，如辣椒、大蒜、胡椒、芥末、茴香等。

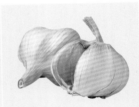

大蒜

2. 忌吃油煎、油炸的食物。

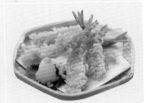

炸虾尾

3. 忌吃加工腌制食品，如榨菜、久腌泡菜、皮蛋、咸蛋等。

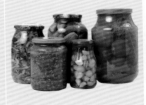

咸菜

过敏性皮炎

疾病概述

过敏性皮炎是由过敏原引起的一类皮肤病，主要是指人体接触到某些过敏原而引起皮肤红肿、瘙痒、风团、脱皮、疼痛等皮肤过敏反应的病症。具体的过敏原可以分为接触过敏原、吸入过敏原、食入过敏原和注射入过敏原四类。不同过敏原都会引起相应的过敏反应，主要表现为多种多样的皮炎、湿疹、荨麻疹。出现过敏性皮炎时，应尽快找出病因，做好护理，同时及早治疗。

过敏性皮炎如用传统的控制方法治疗，如激素类、抗组胺类、消炎类药物治疗，当下症状减轻，但过一段时间病情又会加重，这样反复容易形成恶性循环。

足疗反射区

膀胱反射区、输尿管反射区、肾反射区、肾上腺反射区、甲状旁腺反射区、肝脏反射区

足疗穴位

太冲穴、至阴穴

饮食禁忌

1. 忌吃容易引起过敏的食物，如牛奶、虾、螃蟹、甲鱼等。

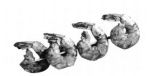

虾

2. 忌吃各种辛辣刺激性食物。

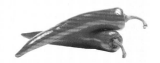

辣椒

3. 忌吃油炸、肥腻食物，如动物内脏、奶油、巧克力等。

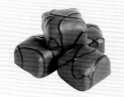

巧克力

缺钙

疾病概述

　　钙是生物必需的元素。对人体而言，无论肌肉、神经、体液和骨骼中，都有与钙相结合的蛋白质。钙是构成骨骼、牙齿的主要无机成分，也是神经传递、肌肉收缩、血液凝结、激素释放和乳汁分泌等所必需的元素。钙约占人体重量的1.4%，人体中钙含量不足或过剩都会影响生长发育和健康。缺钙会导致容易疲劳、痉挛、骨质疏松。

　　正常人的血钙维持在2.18~2.63毫摩尔/升（9~11毫克/分升），如果低于这个范围，则认定为缺钙。成年以后，人体就慢慢进入了负钙平衡期，即钙质的吸收减少、排泄增多，因此老年人大多会因为钙的流失而造成缺钙现象。常表现为老年性皮肤瘙痒，脚后跟痛，腰椎、颈椎疼痛，牙齿松动、脱落，明显的驼背，身高降低，消化道溃疡，便秘，多梦，失眠，烦躁，易怒等。

足疗反射区

头部（大脑）反射区、脑垂体反射区、甲状腺反射区、甲状旁腺反射区

饮食禁忌

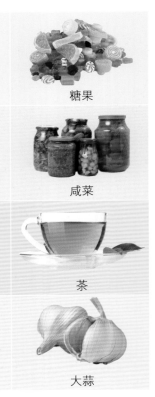

1. 忌吃多糖类食物，糖会影响钙质的吸收。

糖果

2. 忌吃太咸的食物，盐分会造成钙的流失。

咸菜

3. 忌喝咖啡、酒、浓茶。

茶

4. 忌吃辛辣刺激性食物。

大蒜

食物中毒

疾病概述

　　食物中毒是指患者进食了被细菌或细菌毒素污染，或含有毒素的食物而引起的急性中毒性疾病。食物中毒的特点是潜伏期短、突然和集体地爆发，多数表现为类似肠胃炎的症状，并和食用某种食物有密切的关系，其中由细菌引起的食物中毒占绝大多数。由细菌引起的食物中毒的食品主要是动物性食品（如肉类、鱼类、奶类和蛋类等）和植物性食品（如剩饭、豆制品等）。食物中毒者最常见的症状是剧烈的呕吐、腹泻，同时伴有中上腹部疼痛。食物中毒者常会因上吐下泻而出现脱水症状，如口干、眼窝下陷、皮肤失去弹性、肢体冰凉、脉搏细弱、血压降低等，最后可致休克。故必须及时给患者补充水分，有条件的可静脉输入生理盐水。症状轻者卧床休息即可。

足疗反射区

膀胱反射区、输尿管反射区、肾反射区、肾上腺反射区、甲状旁腺反射区、肝脏反射区

足疗穴位

太冲穴、内庭穴、太白穴

饮食禁忌

1. 忌吃辛辣刺激性食物。

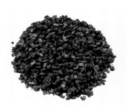

花椒

2. 忌吃煎、炸、熏、烤食物。

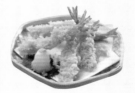

炸虾尾

3. 忌吃油腻食物。

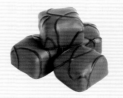

巧克力

耳鸣

疾病概述

耳鸣是一种常见的临床症状，而并不是一种疾病。耳鸣通常是指在无任何外界相应的声源或电刺激时，耳内或头部所产生的声音的主观感觉，即主观性耳鸣，简称耳鸣。从广义角度讲，耳鸣还包括客观性耳鸣，这类耳鸣有相应的声源，如血管源性或肌源性的杂音等。耳鸣不同于幻觉，在无外界声源情况下患者所听到的有具体内容的声音，如音乐或话语均为幻听。随着饮食习惯的变化等因素引起心血管系统疾病的增加、人口老龄化以及工业、环境噪声的增加，耳鸣的发病率逐年升高，严重影响人们的生存质量。因此，耳鸣已经成为临床上迫切需要解决的难题。

足疗反射区

膀胱反射区、输尿管反射区、肾反射区、肾上腺反射区、头部（大脑）反射区、甲状旁腺反射区、淋巴反射区、内耳迷路反射区

足疗穴位

太溪穴、地五会穴、侠溪穴、太冲穴

饮食禁忌

1. 忌吃辛辣刺激性食品，如辣椒、胡椒、洋葱、芥末、韭菜等。	洋葱
2. 忌吃易致过敏的食物，如海鲜类。	虾
3. 忌食生冷食物、冷冻食品、冷饮。	冰淇淋
4. 忌吃油煎、油炸、烧烤的食物。	羊肉串
5. 忌吸烟、喝酒。	啤酒

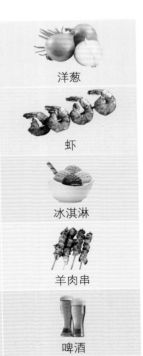

手脚冰冷

疾病概述

天气一冷，人体就感觉全身发冷，手脚尤其冰凉得难以忍受，这种情况就是中医所说的"阳虚"，也就是一般所俗称的"冷底"或是"寒底"。 手脚冰冷和心脏血液循环有很大的关系。因为血液是由心脏泵出的，它负责携带氧气到全身各部位，糖只有经过氧化后，才能产生热能，手脚才会温暖。因此一旦心血管系统的功能出现障碍，就会影响血液循环，造成手脚冰冷的情形。从中医的观点来看，手脚容易冰冷、麻木，多是属于气血方面的病症，因此气虚、血虚所造成的气血运行不畅、阴血不足，就要补气养血。

手脚冰冷的原因：

1. 心脏功能衰弱，无法使血液供应到身体各末梢部位。
2. 贫血，血红蛋白和红细胞含量偏低。
3. 血管堵塞，或发热、感冒等都会影响大脑中枢神经，导致手脚冰冷。
4. 交感神经功能障碍，使肌肉遇冷无法收缩，不能产生热能以耐寒。

足疗反射区

膀胱反射区、输尿管反射区、肾反射区、肾上腺反射区、心脏反射区、脾反射区、肝反射区、肺及支气管反射区、胃反射区、十二指肠反射区、生殖腺反射区、淋巴腺反射区

饮食禁忌

忌食生冷的食物，如冬瓜、椰子、冷饮等。

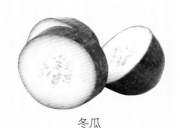

冬瓜

图书在版编目（CIP）数据

名医教你足部对症从跟治 / 赵鹏，郑书敏主编；健康养生堂编委会编著. —— 南京 : 江苏科学技术出版社，2014.4

（含章·名医话健康系列）

ISBN 978-7-5537-2928-2

Ⅰ.①名… Ⅱ.①赵… ②郑… ③健… Ⅲ.①足－按摩疗法（中医）－图解 Ⅳ.①R244.1-64

中国版本图书馆CIP数据核字(2014)第041572号

名医教你足部对症从跟治

主　　　编	赵　鹏　　郑书敏
编　　著	健康养生堂编委会
责 任 编 辑	樊　明　　葛　昀
责 任 监 制	曹叶平　　周雅婷

出 版 发 行	凤凰出版传媒股份有限公司
	江苏科学技术出版社
出版社地址	南京市湖南路 1 号 A 楼，邮编：210009
出版社网址	http://www.pspress.cn
经　　销	凤凰出版传媒股份有限公司
印　　刷	北京鑫海达印刷有限公司

开　　本	718mm × 1000mm　1/16
印　　张	16
字　　数	280千字
版　　次	2014年4月第1版
印　　次	2014年4月第1次印刷

标 准 书 号	ISBN 978-7-5537-2928-2
定　　价	45.00元

图书如有印装质量问题，可随时向我社出版科调换。